JN076802

歯科医院
A CONSULTING MANUAL OF
コンサルティング
DENTAL CLINICS
マニュアル 中級編

公益社団法人
日本医業経営コンサルタント協会 [編]

[監修]
永山 正人（日本医業経営コンサルタント協会 会長）

[著]
（歯科経営専門分科会：認定登録 医業経営コンサルタント）

永山 正人（永山ファミリー歯科クリニック 名誉院長）

木村 泰久（株式会社M&D医業経営研究所 代表取締役）

角田 祥子（税理士法人ネクサス 代表社員・税理士）

一世出版

序にかえて

　最近の診療報酬改定を見ると、2018年（平成30年）で、医科 +0.63％に対し、歯科 +0.69％、2010年（平成28年）で、医科 +0.50％に対し、歯科0.61％と、1％以下ではあるが歯科は医科より高い改定率になっています。

　過去には、2002年（平成14年）に－1.30％、2006年（平成18年）に－1.50％のマイナス改定になった年もあります。そのような影響を受け、一施設あたりの医療費の伸び率（対前年度比）は、2004年（平成16年）、2006年（平成18年）、2007年（平成19年）、2009年（平成21年）と、マイナスの伸び率が続いています。この間、歯科医院経営は厳しい状況にあったことは間違いありません。そのような厳しい経営がマスコミにも取り上げられた結果、その後マイナス改定は見送られています。

　しかし、歯科医師の過剰状態、患者ニーズの高度化・多様化ならびに最近社会問題化している滅菌消毒管理の不備等の指摘を受け、滅菌消毒管理への設備投資と同時に新しい歯科医療の提供や人材不足を補うための設備投資が喫緊の課題になってきています。これらのことから歯科医院経営は必ずしも好転しているとはいえません。その一例として、帝国データバンクが発表した資料によると、歯科医院の倒産は2018年で23軒となり2000年以降医科の倒産よりも多くなっています。

　今後は、高齢者の歯科医院を中心に代替わりできない場合の清算・廃業ならびに承継等も重要な課題になりそうです。これらの問題解決に当協会の医業経営コンサルタントをぜひ役立たせていただきたいと思っています。

　公益社団法人日本医業経営コンサルタント協会は、平成2年11月1日厚生大臣より社団法人として設立許可を受け、（社）日本医師会、（社）日本歯科医師会をはじめ重要な関係機関の賛同を得て発足したもので、その淵源は、医療機関に対する良質・高度な「医業経営コンサルタント」の必要性を説いた厚生省「医業経営の近代化に関する懇談会報告」（昭和62年）および、厚生省「医療関連ビジネス検討委員会報告」（昭和63年）にあり、国の政策に準ずる仕事をしています。したがって、本協会の役割は医業の社会公共性を経営面から支援活動することにより医業経営の健全化・安定化に資することにあります。これらの活動を通じて、より良い地域社会の発展に貢献するとともに、健康で文化的な国民生活の実現を使命としております。

　以上述べた使命を実現すべく、種々の活動をしておりますが、その内の一つとして、医業経営コンサルタントの方々や医療機関及び関係者に役立つ「医業経営コンサルティングマニュアル」等の参考図書を出版させていただいております。しかし、今まで「歯科に特化」

した出版物は皆無であることから、歯科医院経営を支援するための手段となる一つの参考図書として、「歯科医院コンサルティングマニュアル」を平成24年に一世出版より出版いたしました。その後、歯科医院経営基本講座、歯科医院経営専修講座の開催から、より内容の充実した参考図書の必要性を考え、この度本書「歯科医院コンサルティングマニュアル＜中級編＞」を一世出版より上梓することになりました。各位に参考にしていただければ幸いです。

2020年1月　吉日

永山　正人

木村　泰久

角田　祥子

推薦のことば ────────────────────

我が国は、先進諸国に類を見ない急速な少子高齢化社会を迎えており、加えて厳しい国家財政が社会保障政策に大きな影響を及ぼしています。

また、医療福祉の特性から国内の各地域によって異なる課題を抱えています。

このような環境下において、医療機関は医療の充実と経営の安定を図るため、様々な課題をタイムリーに改革する難しい舵取りを迫られています。

公益社団法人日本医業経営コンサルタント協会の役割は、医療・保健・介護・福祉に関する調査研究等を行い、医業経営に係わるコンサルタントの水準の確保と資質の向上を図り、医業の社会公共性を経営面から支援活動することにより医業経営の健全化・安定化に資することにあります。

これらの活動を通じて、より良い地域社会の発展に貢献するとともに、健康で文化的な国民生活の実現を使命としております。

このたび、歯科医院コンサルティングマニュアルの続編として、「歯科医院コンサルティングマニュアル＜中級編＞」を発刊することは、御同慶の至りでございます。永山会長はじめ、歯科経営専門分科会の労作です。

本書は医業経営者に、歯科医院経営の現状と展望、歯科医院の開業支援、歯科医院の経営改善支援、歯科医院の人事管理と労務対策、歯科医院の事業承継について分かりやすく解説しています。

専門的なところは、当協会の「認定登録 医業経営コンサルタント」をご活用いただければ幸いであります。

「認定登録 医業経営コンサルタント」は、当協会のホームページでご紹介できます。

皆様の医業経営が健全発展されますよう心よりお祈りいたします。

2019年5月

公益社団法人日本医業経営コンサルタント協会

顧　問　木村　光雄

第 1 章

歯科医院経営の現状と展望

歯科医院のコンサルティングを実施するにあたり、歯科
医院経営の取り巻く環境、並びに歯科医療の特徴等を熟
知しておく必要がある。

第1節
歯科医院経営の現状と問題点

　歯科医院経営が厳しいといわれて久しいが、実際どのような現状なのか、また、その原因は何か、そして将来はどのようになるか等について、資料を基に診療報酬改定、歯科医師過剰状態、疾病構造の変化、診療行為構成割合等の影響について解説し、問題点を浮彫にする。

1. 歯科の診療報酬改定の影響

　歯科医院経営における医業収益（収入）において、85％から95％（地域により若干異なる）が保険診療によるものであることを考えると、診療報酬改定の影響は大きいものがある。1961年（昭和36年）の国民皆保険の実施によって、歯科需要は大幅に増大し、歯科医師不足が指摘されるようになってきた。それに従い、歯科医療機関に対する保護政策と思われるような診療報酬改定が1984年（昭和59年）頃まで続いた。つまり、診療報酬改定率が1985年（昭和33年）には8.5％の改定率であり、次の改定時は12.5％と続き、平均して10％前後の改定率が続いていたのである。1974年（昭和49年）には、19.9％になったこともあり、租税特別措置法（社会保険診療報酬に係る軽減税率）と相俟って、経営の事などあまり考えなくても、診療さえすれば一定の利益が上がり、財産はできたのである。この時代を経験した院長は、今だにその頃の経営感覚から抜け出せない人も少なくない。しかし、当時800兆円近くの債務から抜け出すために、臨時行政調査会の答申を受け、1984年（昭和59年）頃より、改定率は一気に下り、1％から2％台になり、2002年（平成14年）には、今まで経験したことのない－1.3％、2006年には－1.5％のマイナス改定になったことは記憶に新しい。このような国の政策は、歯科医院経営に大きく影響をおよぼすことはいうまでもない。これからも医療費削減の政策が変らないばかりか、より厳しくなることを考えると、医療といえども市場原理を意識した経営センスが必要であり、同時に国民のニーズに応えるべく医療の質を上げるように各医療機関は切磋琢磨する必要がある。

　現在では、厚生労働省の「医療費の動向：医療機関種類別の概算医療費」から、平成25

年から平成29年までの資料で対前年度比が歯科診療所、医科診療所、病院で見ると、一施設当りの医療費の伸び率で病院が5年間の平均で2.3％の伸び率、医科診療所0.5％の伸び率に対し、歯科は1.4％の伸び率となっている。これらの数値から病院より医科・歯科診療所経営が厳しい状況にあることが分かる。また、歯科は医科診療所より多少良い数値になっているが、働き方改革に伴う人件費の高騰、金属を含めた材料費および物価の値上がり等を考えると歯科医院経営はいまだに厳しい環境にあるといえる。（表1、表2）。

　さらに、診療種類別の厚労省発表の概算医療費を見ると、平成29年度で、医科が74.4％、保険薬局が18.2％に対し、歯科は、6.8％（過去には12％の時もあった）と経年的に少なくなってきている。実数では、医療費42兆2,000億円の内、医科は31兆4000億円、調剤は7兆700億円、歯科は2兆9,000億円となっている。したがって、歯科医師が多くなり、医療費の構成割合が下がれば、1人（1歯科医院）当りの医業収益も低くなることは当然の現象である。ちなみに、来院患者数の全体を130万人、歯科診療所を69,000軒、歯科医療費を2.9兆円とすると、歯科診療所1軒当たりの保険収入は4,200万円（日本歯科医師会の調査では平成24年度の資料で約3,600万円となっている）となる。2017年（平成29年）に実施された第21回医療経済実態調査報告を見ると、個人立ユニット3台歯科医院の保険診療収入は3,550万円と単純計算より低い数値になっている。しかし、医療法人も含めた全体ではユニット4台で4,730万円と単純計算より多く、全体の金額の伸び率がプラスになっているが、個人立では－0.5％の伸び率になっていることに問題が存在する。

表1　医療費の伸び率（対前年度比）

単位（％）

	医科		歯科
	入院	入院外	診療所
平成25年	1.3	1.7	0.8
平成26年	1.7	1.3	2.9
平成27年	1.9	3.3	1.4
平成28年	1.1	▲0.4	1.5
平成29年	2.6	1.6	1.4

（厚生労働省）

表2　一施設当り医療費の推移（対前年度比）

単位（％）

	医科		歯科
	病院	診療所	診療所
平成25年	2.0	0.5	0.5
平成26年	2.1	0.7	2.7
平成27年	3.5	1.6	1.4
平成28年	1.1	▲1.1	1.2
平成29年	2.8	0.8	1.4

（厚生労働省）

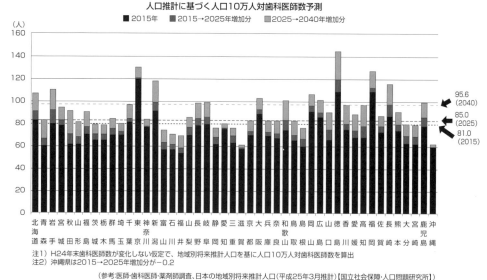

図1

2. 歯科医師過剰状態の影響

　1961 年（昭和 36 年）の国民皆保険の実施によって、歯科需要は大幅に増大し、「3 時間待ちの 3 分治療」等という悪評が出るほど、歯科医師不足が指摘されるようになった。厚生省はこれを受け、昭和 60 年までに最小限人口 10 万人対歯科医師数 50 人（昭和 30 年は人口 10 万人対歯科医師数 35 人）の歯科医師の確保が必要と、文部省においてもその養成が進められた。この結果、1955 年（昭和 30 年）には、7 校であった歯科大学、大学歯学部も 1981 年（昭和 50 年）には、29 校になり、入学定員も 3,380 名になった（現在では、日本歯科医

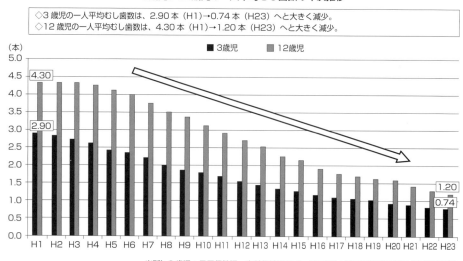

図2

師会等の要望を受け 2,300 名程度になっている）。したがって、2012 年（平成 24 年）で、人口 10 万人対歯科医師数は全国平均で 78.2 人に増加している。1975 年（昭和 50 年）頃は、人口 10 万人対歯科医師数 50 人が適正と試算（当時の厚生省）したのであるが、それから比べると現在は正に過剰な人数となっている。ちなみに、厚生労働省の推計（2016 年）によると、2017 年で 11,300 人、2029 年には歯科医師が 14,100 人過剰となる推計値を発表している。

さらに、歯科医院（診療所）数は、68,609 軒（2019 年 1 月）となっている（図 1）が、2017 年（平成 29 年）度の医療費の構成割合でみると前述のように、歯科は 6.8％と少ない構成比であるのにもかかわらず、歯科医師数は、将来も増加し、2035 年には 14 万人になることが予測されている。したがって、歯科医師の過剰は今後も続き、さらに経営の厳しい状態が続くものと思われる。

ちなみに、2016 年（平成 28 年）の資料ではあるが、人口 10 万人対歯科医師数の平均は80.0 人で、多い都道府県ベスト 3 を列挙すると次のようになる。1．東京都（118.2 人）2．徳島県（103.1 人）3．福岡県（101.9 人）

一方、少ない県ベスト 3 は次の通りである。1．福井県（54.7 人）2．滋賀県（56.0 人）3．青森県（56.8 人）となっている。概して、歯科大学や大学歯科部の所在地は、歯科医師の数が多くなっている。反対に、歯科大学、大学歯学部の無い日本海に面した県（新潟は例外）のほとんどは、歯科医師数が少なくなっている。この数値は、開業をすすめる時の参考になる。

3．疾病構造の変化の影響

少子超高齢化並びに予防等の普及により、歯科に関する疾病構造が変化してきている（図2）。つまり、歯科の 3 大疾患の内、う蝕（虫歯）が経年的に減少傾向を示し、それに随伴して起こる歯髄炎、歯根膜炎も減少する（専門的には「う蝕」を使用しているが、「虫歯」が一般には馴染みがあるので、以後「虫歯」を使用する）。但し、歯周病や、補綴（歯の無くなったところの機能を回復する治療）は、伸びる傾向がある。疾病構造の変化は、間接的ではあるが、人口減少の影響も受けている。

以上のことを表 3 が示している。つまり、虫歯の進行によって発症する「歯髄炎」や「歯根膜炎」は、年齢が高くなるにつれて、多くなる傾向があるが、経年的変化からすると減少傾向が示されている。一方、「歯周炎」は 45 歳から 69 歳において、経年的に増加傾向が示されている。特に、70 歳以上における歯周炎は、一番多くなることがシミュレーションされている。以上のことから、今後の歯科医院経営においては、20 歳ぐらいからの歯周病に対する予防や、高齢者に対する歯周病の適正な処置が、重要な医業収益になるはずである。したがって、従来のような歯の形態を回復する「治療中心型」のビジネスモデルから口腔機能の維持・回復を中心とする「治療・管理・連携型」のビジネスモデルにシフトする事が必

表 3　歯科疾患の推移

経年変化が見られる疾病の受療率の変化

		2005	2010	2015	2020	2025	2030	2035
0 ～ 14 歳	歯髄炎	0.826	0.658	0.525	0.415	0.321	0.238	0.165
	歯根膜炎	0.916	0.835	0.771	0.718	0.672	0.633	0.597
	歯周炎	—	—	—	—	—	—	—
	歯の補綴	—	—	—	—	—	—	—
15 ～ 44 歳	歯髄炎	0.887	0.779	0.693	0.621	0.560	0.507	0.459
	歯根膜炎	0.948	0.898	0.859	0.826	0.798	0.774	0.752
	歯周炎	1.041	1.080	1.110	1.136	1.158	1.177	1.194
	歯の補綴	0.898	0.800	0.722	0.657	0.602	0.554	0.511
45 ～ 69 歳	歯髄炎	0.930	0.862	0.808	0.764	0.725	0.692	0.663
	歯根膜炎	0.950	0.902	0.863	0.832	0.804	0.781	0.760
	歯周炎	1.048	1.094	1.131	1.161	1.187	1.209	1.230
	歯の補綴	0.962	0.925	0.895	0.871	0.850	0.832	0.816
70 歳以上	歯髄炎	—	—	—	—	—	—	—
	歯根膜炎	—	—	—	—	—	—	—
	歯周炎	1.067	1.131	1.182	1.224	1.260	1.292	1.320
	歯の補綴	—	—	—	—	—	—	—

※ 2001 年＝ 1.0 とした伸び率。1 を超えていれば 2001 年よりも受療率が上昇していることを示す。

出所）日本歯科医師会

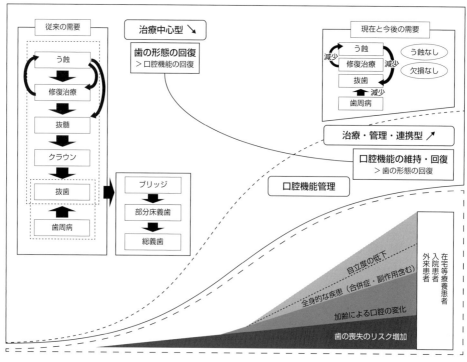

出所）厚生労働省

図 3

要な時代になってきたといえる（図３）。

　筆者の研究（平成22年3月1日～3月23日、北海道歯科医師会開業会員、2,580人に対しアンケートを実施、回収率27.8％）において、得意治療を持っている院長が、医業収益を上げているのではないかと仮説を立て、アンケート結果を統計解析をして検討した結果、インプラント治療と、歯周治療を得意としている歯科医院（院長）において、医業収益が上がっている（5000万円以上で優位差あり）ことが検証された。この傾向（歯周病と歯の補綴：インプラント含）は、表３とも勘案すると今後も続くものと思われる。

4. 歯科の診療行為構成割合からの影響

　歯科の診療行為の構成割合の調査結果を図４として示している。これによると、歯科の医業収益（収入）36.1％が、歯冠修復および欠損補綴であることがわかる。この傾向は、経年的にほとんど変らないが、平成14年と比べると48％から36.1％と減少傾向を示している。一方、医学管理料が、7.3％から10.7％に増加している。但し、後期高齢者になると、歯冠修復および欠損補綴が48.6％と多くなっている。これは、有床義歯が17.9％（一般は7.4％）と多くなっていることが原因である。また、処置においては、一般が19.7％であるのに対し、14.3％と少なくなっている。これは、歯の本数が少ないことに起因している。歯冠修復とは、虫歯等で歯冠（頭の部分）の一部又は全部が欠損し、機能不全に陥った部分を、金属やプラスチック（コンポジットレジン）等によって、歯冠の形を整え、機能を回復させる治療である。また、前歯（犬歯から犬歯までの前の歯）等で審美的理由から、プラスチックを詰めて、形を整える場合もある。さらに、欠損補綴は、歯が無くなった所に使用する入れ歯や、ブリッジ（欠損部分の前後の歯を削り土台として、橋を架けるようにして機能を回復させる方法）による治療のことである。いずれにしても、この治療の良し悪しが、歯科医院の技術的評価になっている。この治療は、材料を使用する治療なので、種々の選択肢がある。したがって、材料の選択や回復方法（ブリッジかインプラント等）が、医業収益（収入）に大きく影響する。一方、医学管理料は、歯

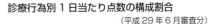

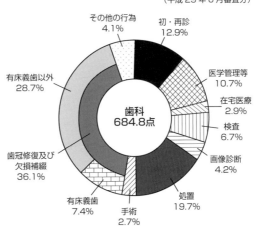

診療行為別１日当たり点数の構成割合
（平成29年6月審査分）

歯科
684.8点

- その他の行為 4.1%
- 初・再診 12.9%
- 医学管理等 10.7%
- 在宅医療 2.9%
- 検査 6.7%
- 画像診断 4.2%
- 処置 19.7%
- 手術 2.7%
- 有床義歯 7.4%
- 歯冠修復及び欠損補綴 36.1%
- 有床義歯以外 28.7%

＊「その他の行為」は、「投薬」「注射」「リハビリテーション」「麻酔」「放射線治療」「歯科矯正」「病理診断」及び「入院料等」である。

出所）厚生労働省：平成29年社会医療診療行為別調査結果の概況

図４

科疾患管理料、歯科衛生士実施指導料、有床義歯指導料、有床義歯管理料、診療情報提供料、薬剤情報提供料等、ほとんどが材料を使用することなく病気の主治療を効果的に治癒に導く、補完的な役割を演じている。

　したがって、この医学管理料の割合が増加することは、診療にとっても、収入の面からも良いことである。この現象は、歯科医院で使用するパラジウムが高騰し、極力金属等の材料を使用しない治療への転換が考えられてきた結果とも受け止められる。このように、歯科医院の収入源の大半の医療行為において、材料を使用するということが歯科の1つの特徴である。つまり、金属等の材料費の価格変動に大きく影響されるということが、歯科医院経営の特徴の1つということができる、また、このような特徴が経営を厳しくしている原因とも思われる。そこで、歯科医院経営においては、原価管理や仕入管理が重要になってくる。

5. 歯科医院経営の問題点

　日本歯科医師会の「歯科医師医業経営実態調査の集計と分析」（平成20年10月調査）を見ると、表4に示している通り、次のようなことが経営上困難を感じている。つまり、1. 保険診療点数の不採算、2. 材料費の高騰、3. 従業員の雇用・人事問題、4. 他診療所との競合・競争、5. 人件費の上昇、その他となっている（平成20年以降同種の調査をしていない）。

　以上のことは、大きく2つの原因によって経営上困難を感じていると解釈できる。1つは、歯科の収入源である保険診療において、保険点数が低すぎる（アメリカとの比較において、3分の1から10分の1の評価となっている）との悩みがある。

　したがって、良い診療をしようと思って、高価な材料を使用すると赤字になることもある。

表4　経営について困難を感じていること

	個人	法人
1. 保険診療点数の不採算	76.6%	71.6%
2. 材料費の高騰	51.0%	45.8%
3. 従業員の雇用・人事問題	45.5%	45.8%
4. 他診療所との競合・競争	44.8%	36.8%
5. 人件費の上昇	40.1%	48.4%
借入金の返済	24.2%	24.5%
税務対策上の問題	10.0%	12.3%

日本歯科医師会（平成20年）

　また、手術等においても、非常に高度な技術が要求されているにもかかわらず、低い点数（歴史的経過から適正な評価ができないまま今日に至っている）が設定されている。つまり、歯科治療の多くは原価計算から赤字にならないような材料を使用して、いかに治療効果を上げるかの工夫が必要である。また、管理型の予防を取り入れて、医学管理料等の材料のかか

らない方法によって患者のニーズに答えたり、患者満足度を高める工夫も必要になっている（表5）。2つ目は、歯科医院の運営上の問題である。つまり、人件費、材料費等の経費の問題と、人の使い方の問題、他診療所との競合・競争による患者数の減少の問題である。したがって、人件費、材料費等を軽減しなければならない問題は、専門的な経営者のセンスが要求される。人の使い方も同様である。また、患者の減少に対してはマーケティングの考え方を導入する必要がある（図5）。

表5　単位時間当たりの営業利益の比較

In	:	CR	:	FCK	:	HR	:	成人予防	:	小児予防
=1	:	5.5	:	−1.5	:	1.5	:	13.9	:	3.5

In：インレー／CR：コンポジットレジン／FCK：全部鋳造冠／HR：硬質レジン前装冠

メタルインレーを1とするとコンポジットレジンは5.5倍、成人予防は13.9倍になることから、予防管理型の経営は今後のビジネスモデルになるものと思われる。

出所）角舘直樹、永山正人他；抜髄から鋳造歯冠修復までの治療に対する治療部位の違いによる歯科医業収支の比較、日本歯科医療管理学会誌41(2)、2007

困難に感じること	問題点	改善法法
保険診療点数の不採算	収支差額の減少（または赤字）	原価計算↓経費の検討
材料費の高騰人件費の上昇	経費の増加	
従業員の雇用・人事問題	歯科衛生士の不足人事上のトラブル増加	人事管理の見直し
他診療所との競合・競争	患者の減少	増患対策（マーケティング）

今日的な問題に対して、経営センスを発揮すれば改善方法が見つかり、問題は解決される。

図5

以上のことから、今後の歯科医院経営を健全に運営するためには、経営者として必要な知識、経営技術の修得が必要である。最近では、歯科医師でも、大学院（MBA）の門を叩くようになってきた。そこまでいかなくても、コンサルタントの上手な使い方によって、これらの問題を解決することが必要である。院長は、プロフェッショナル（専門職）としての側面と、経営者としての側面があり、経営者としての役割の一番大切なことは、意思決定である。この意思決定に対し、正確で有益な情報提供ができるのは、倫理規定がしっかりとし、絶え間ない能力訓練が行なわれている認定登録 医業経営コンサルタント（日本医業経営コンサルタント協会）であると信じている。

6. 歯科医療の将来展望

　歯科医療の将来展望は言い換えると、歯科医院経営の将来展望ともいえる。前述した1.から5.までの経営に対する影響を読み取っていただくと、将来どのようになるのは推測がつくと思われるが、図6の資料を参考に再度考えてみる。

　図6は、患者数の推移を示しているが、少子超高齢化、人口減少傾向、予防の普及等と相俟っ

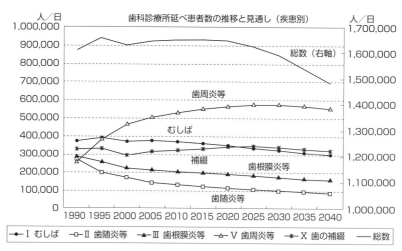

図6

て、2020年頃より、患者が減少する。

　この原因の多くは、虫歯と虫歯に付随している歯髄炎、歯根膜の減少である。しかし、歯周炎の患者は、2035年頃まで増加し、その後横這いが続くことがシミュレーションされている。この原因は、抜歯の原因が虫歯から歯周病に移り、1本でも歯を残したいという国民意識の変化（8020運動等）や、歯を見せて笑う等の歯に対する価値観が欧米化されること

日本歯科医学会の主な専門分科会、認定分科会の会員数		
（NPO）　日本歯科保存会	4,625名（平成27年）	4.611（平成29年）
（公社）　日本補綴歯科学会	6,807名（平成27年）	6,845（平成29年）
（公社）　日本口腔外科学会	10,272名（平成27年）	10,542（平成29年）
（公社）　日本矯正歯科学会	6,655名（平成27年）	6,791（平成29年）
（社団）　日本小児歯科学会	4,816名（平成27年）	4,899（平成29年）
（NPO）　日本歯周病学会	10,120名（平成27年）	10,808（平成29年）
（社団）　日本障害者歯科学会	4,932名（平成27年）	3,931（平成29年）
（社団）　日本老年歯科学会	3,157名（平成27年）	3,590（平成29年）
（公社）　日本口腔インプラント学会	14.311名（平成27年）	15,258（平成29年）
（社団）　日本顎関節学会	2,308名（平成27年）	2,280（平成29年）
（NPO）　日本臨床歯周病学会	3,895名（平成27年）	4,480（平成29年）
（社団）　日本歯科審美学会	4,697名（平成27年）	5,647（平成29年）
（NPO）　日本顎咬合学会	8,663名（平成27年）	8,706（平成29年）

日本歯科医学会雑誌（35）2018年より（専門分科会23・認定分科会20）

図7

による日本人の意識の変化が影響しているものと思われる。このことは、疾患別将来予測の歯科医療費にも現われており、2040年まで経年的に医療費の伸びることが示されている。同様に、歯冠修復および欠損補綴が今度も需要が高くなり、医療費も伸びることがシミュレーションされている。これは、超高齢化現象が影響している。歯の本数が多い高齢者が多くなると、歯周炎治療や補綴治療が多くなることは、当然のことである。しかし、歯の本数を多く保つことは高齢者のQOLを高くし、健康寿命を長くすることにもなり、国民にとっても、国家にとっても、歯科医師にとっても有益なことである。一方、疾病構造の変化が歯科医院経営におよぼすことは学会会員の動向にも見ることができる（図7）。つまり、虫歯や歯の神経の疾病を扱う歯科保存学会の会員数が若干減少しており、歯周病学会は大幅に増員となっている。また、インプラント学会や臨床歯周病学会も増加している。

〈歯科医院経営悪化の要因とコンサルティングのポイント〉
1．診療報酬改定ロジックの変更により、改定率が低く抑えられ保険診療の不採算部分がある
2．歯科医師過剰状態による二極化現象（1医院当たりの受診患者の減少）が出てきている
3．疾病構造の変化（少子超高齢化の影響）より、歯の形態回復から口腔機能回復へシフトおよび治療・管理・連携型が時代の要請となっている
4．人口動態・人口ピラミッドの変化による影響、歯科衛生士、コ・デンタルスタッフの採用困難、材料の高騰（特にパラジウム）や設備投資による影響が出てきている

　歯科医院経営のコンサルティングを実施するに当り、歯科医療の特徴を十分理解しておく必要がある。また、SWOT分析や、Porduct Portfolio Management（PPM：ボストン・コンサルティング・グループ考案）等を行うにあたり、歯科医療の可能性や将来性をどのように分析するか等についても十分検討しておく必要がある。

第2節
歯科医療の特徴と今後の可能性

1. 歯科医療の特徴

　歯科は、江戸時代には「口中科」として扱われ、医科・歯科の区別が無かった。明治に入り「歯科」の専門医が生まれた当初は、医師の範疇で歯科医業が行なわれていた。明治の後半になり、現在のような歯科・医科に別れたが、それはアメリカの歯科医師教育の影響を受けているが、多分に政治的な理由によるものであった。昭和に入り、日本医師会とともに日本歯科医師会も設立され、歯科医学教育も特徴を持つようになり、名実共に、医科・歯科の区別がつけられるようになる。では、医科と歯科は、基本的に何が違うのだろうか。医師法、歯科医師法からその違いを考えてみる。

（医師法：医師の任務）
　第1条　医師は、医療及び保健指導を掌ることによって公衆衛生の向上及び増進に寄与し、もって国民の健康な生活を確保するものとする。

（歯科医師法：歯科医師の任務）
　第一条　歯科医師は、歯科医療及び保健指導を掌ることによって、公衆衛生の向上及び増進に寄与し、もって国民の健康な生活を確保するものとする。となっており、医師法と歯科医師法は、類似点が多く、任務の概念では区別がつきにくい。しかし、担当する守備範囲に関しては当然異なる部分が多いが、現在でも根強い領域争いをしている部分も存在している。因みに、医師法にあって歯科医師法にない条項は次のようなものである。①死体検案書（死亡診断書の発行は可）、出生証明書、死産証明書　②異状死体等の届出義務　③処方せん交付としての覚せい剤投与等。また、医療行為と歯科医療行為の重複している所の問題があるが、それは、医学教育内容、歯科医学教育内容並びに医師法施行規則、歯科医師法施行規則の国家試験の範囲さらに、判例等によって判断されている。

　次に歯科医療の特徴について解説する。（用語は、一般の方が分り易い言葉を使用する）

　歯科疾患として、1. 虫歯　2. 歯周炎　3. 欠損（症）は歯科の３大疾患（図８）といわれているもので、歯科の特徴が現われている。また、2018年より新病名として口腔機能低下症、口腔機能発達不全症が加えられたことは画期的なことである。

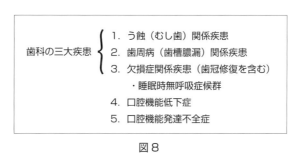

　歯科の三大疾患
1. う蝕（むし歯）関係疾患
2. 歯周病（歯槽膿漏）関係疾患
3. 欠損症関係疾患（歯冠修復を含む）
　・睡眠時無呼吸症候群
4. 口腔機能低下症
5. 口腔機能発達不全症

図８

　歯の疾患を知るには歯の構造に関する知識が必要である（図９）。

歯の組織

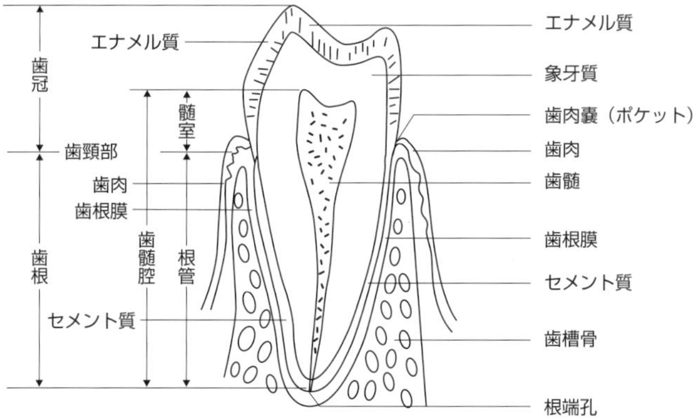

図９

　以下コンサルタントとして知っておくべき疾患について簡単に概説する。

（1）むし歯

　これはむし歯菌（主にストレプトコッカスミュータンス等）を原因として発症する病気である。したがって、感染する病気でもある。むし歯は、むし歯菌が砂糖を分解し、酸を作り、その酸が歯を溶かしてできる病気である。このように原因菌が分っている病気は、比較的容易に予防できる病気でもある。むし歯に対する予防というテーマは今後の歯科医療を大きく変化させる可能性を有している。むし歯は進行すると神経を侵す歯髄炎になり、さらに進む

と歯根膜炎になる。この病気の最終的治療は、つめる（充塡）またはかぶせる（金属冠等）治療となる（図10、図11）。

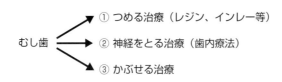

図10

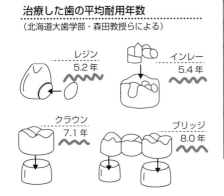

治療した歯の平均耐用年数
（北海道大歯学部・森田教授らによる）

レジン　5.2年
インレー　5.4年
クラウン　7.1年
ブリッジ　8.0年

図11のように、治療のために装着した人工物が、平均して10年以内にダメになっているという報告がある。現実に長持するように努力することは、大変なエネルギーが必要である。ならば、虫歯にならないように努力する方が楽ではないだろうかという発想が出てくる（予防）。

図11

(2) 歯周炎（病）：歯周炎（病）は、歯周疾患ともよばれ、歯周、セメント質、歯根膜および歯槽骨よりなる歯周組織に起こるすべての疾患をいっている。

　歯周病は、プラーク中の口腔細菌が原因となって生じる炎症性疾患であり、歯肉炎と歯周炎がある。

歯肉炎：歯肉のみに炎症性病変が生じたもので、セメント質、歯根膜および歯槽骨は破壊されていないものである。

歯周炎：歯肉に初発した炎症が、セメント質、歯根膜および歯槽骨などの深部歯周組織に波及したものである。

　①軽度歯周炎（P_1 の略語で現わす）：骨吸収は歯根長の1/3より少なくポケットは3〜5mm程度である。

　②中等度歯周炎（P_2 の略語で現わす）：骨吸収は歯根長の1/3〜1/2程度、ポケットは4〜7mm程度である。

　③重度歯周炎（P_3 の略語で現わす）：骨吸収は歯根長の1/2以上、ポケットは6mm以上で10mmにおよぶものもある。歯の動揺は著しい。

　過去には、歯槽膿漏といった歯周炎の原因は、主にプラーク（歯、歯肉、修復物および補綴物などに付着する多数の細菌とその代謝産物から形成されているもの）である。これが増

殖し、異種細菌による共凝集が起こると、その表面が糖衣（グリコカリックス）によって被覆され、バイオフィルム構造になる。このバイオフィルムは、歯ブラシだけでは除去することができないのでPMC又はPMTCという歯科医院で行なう専門的な機械によるクリーニングが必要になる。歯肉炎の治療は、図12に示すような処置が行なわれている。

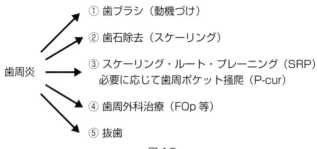

① 歯ブラシ（動機づけ）

② 歯石除去（スケーリング）

③ スケーリング・ルート・プレーニング（SRP）
　必要に応じて歯周ポケット掻爬（P-cur）

④ 歯周外科治療（FOp 等）

⑤ 抜歯

図12

・PMC（ Proffesional mechanical Cleaning ）
・PMTC（Proffesional mechanical tooth Cleaning）

（3）欠損（症）

　虫歯や歯周炎等の進行によって抜歯に至る場合も少なくない。つまり、抜歯等によって機能を果たすべき歯が無くなっている状態を欠損（症）といっている。欠損状態が、1歯か2歯程度の場合は、欠損している前後の歯に橋をかけるように人工物（種々の材料がある）を装着するブリッジという処置になる。また、欠損している歯が3歯以上と多くなると、入れ歯、すなわち、部分床義歯にする場合が多い。また、全部の歯が欠損している場合には、総義歯となる。

　その他、自費になるが、インプラント治療やアタッチメント等を使用した高級な入れ歯もある。インプラントは、歯の無い顎骨に、人工歯根を埋め込む治療法である。
以上のように、欠損（症）に対する治療法は図13に示す通りである。

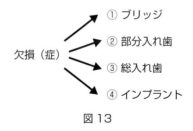

① ブリッジ

② 部分入れ歯

③ 総入れ歯

④ インプラント

図13

（4）顎関節症（顎関節：TMJ/TMJ Syndrome）

　歯科の3大疾患の他に、現在注目を集めているものに顎関節症がある。

　これは、顎関節部に（図14）に感染による炎症症状はなく、骨構造にも異常を認めない

が、顎関節痛、関節雑音、顎関節機能異常を主症状とする顎口腔系の機能障害症候群の総称である。原因は、咬合位（咬み合わせの高さ）の異常、歯ぎしり、悪習癖、外傷、不良補綴物、精神的ストレス等発症機序は複雑である。治療は、咬合調整やスプリントによる咬合位および咬合関係の改善やリラクゼーションおよびレザー照射等が行なわれる。

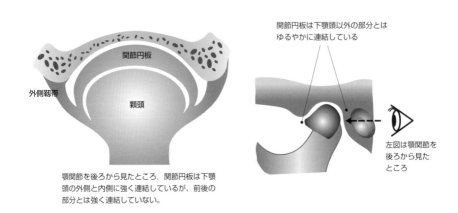

図14　顎関節部の構造

2. 歯科の特徴としての標榜科名と専門医

　第5次医療法の改正により、広告できる内容が大幅に広がった。その中で、患者に対する情報提供として、重要と思われるのが、標榜科名と専門医である。標榜科名については、歯科医師自身もコンサルタントの諸氏も医療法で認められている正式な名称を明確に記憶されていないことが多いので、注意が必要である。但し、ホームページについては広告規制の対象になった。しかし、医療法に抵触することなく、一定のルールを守りさえすれば、かなりの情報が発信できる。日本歯科医師会においては、会員の自主規制ができているので、ホームページを作ったり、更新する際には参考にしていただきたい。

　注意事項を示すと次のような内容がある。

・個人のブログやSNSも規制対象の可能性がある。さらに、体験談を広告することもできない。

・術前・術後の写真だけを広告することはできない。ただし、「インプラント診療」や「予防処置」という言葉の記載は可能。バナーやQRコードなどによるウェブサイトへのリンクは可能。広告に関しては「医療機関ネットパトロール」や「日本消費者協会」がチェック機能を有しているので注意が必要。

　歯科の標榜科名は、現在（2019年）のところ、「歯科」（一般歯科でもなければ歯科一般でもない）、「小児歯科」、「矯正歯科」、「小児矯正歯科」、「歯科口腔外科」である。この他、

保健所に申請することによって、前述以外の標榜科名も認められることもある。前述の５つの標榜科名の取得は、保健所に届出ることによって可能となる。取得に当っては特に専門医取得等の条件は今のところ無い。

　次に、専門医であるが、これは、日本歯科医学会の分科会として認められた学会に所属し、一定の条件を満たすことによって取得できるものである。現在のところ、医療法で広告できる専門医は、次の通りである（図15）。

1. 小児歯科専門医（一般社団法人日本小児歯科学会）
2. 歯周病専門医（特定非営利活動法人日本歯周病学会）
3. 口腔外科専門医（社団法人日本口腔外科学会）
4. 歯科麻酔専門医（一般社団法人日本歯科麻酔学会）
5. 歯科放射線専門医（特定非営利活動法人日本歯科放射線学会）

　他の学会においても、各学会で決めている専門医制度の下、専門医を認定しているが、前述の５つ以外の専門医は広告することはできない扱いとなっている。時々、雑誌等の広告欄に「インプラント専門医」等を広告している歯科医院があるので、注意が必要である。また、学会と称する任意の組織も沢山あるので、日本歯科医学会の分科会なのか、認定分科会（日本歯科医学会で提示している条件が満たされると専門分科会になる）の専門医なのか、その他の学会なのかについても

> **標榜科名（医療法の中で広告できるもの）**
> ①歯科
> ②小児歯科
> ③矯正歯科
> ④歯科口腔外科
> ⑤小児矯正歯科（届出による）
>
> **専門医（医療法の中で広告できるもの）**
> ①小児歯科専門医
> ②歯周病専門医
> ③口腔外科専門医
> ④歯科麻酔専門医
> ⑤歯科放射線専門医

図15

見ておく必要がある。医療法においては、専門医の他、歯学博士や医学博士も広告できるようになっている。

　さらに、インプラントについては、「インプラント科」として広告はできないが、前述のようにインプラントの料金を自費治療であることと併記すれば「インプラント治療」について広告できるようになった。したがって、インプラント治療をしているか否かの情報発信はできるようになっている。

3. 歯科医療の今後の可能性

　歯科医療における医業収益（収入）源は、前述している通り、虫歯、欠損（症）に対する歯冠修復および欠損補綴で全体の約50%を占めている。次いで、歯周病に対する処置、医学管理料、手術等となっている。

　しかし、虫歯は今後減少していくことがシミュレーションされており、歯周病と欠損（症）に対する治療だけでは、歯科医師が増加することを考えると、先細りになる可能性がある。そこで、今後の先行投資として、第1に「予防」への取り組みは重要なことである。次に、第2に在宅医療、そして第3には新しい患者ニーズへの対応としての咬合やアンチエイジング歯科、美容歯科への対応が必要ではないかと考えている。「予防」といっても1次予防、2次予防、3次予防があり（表6）、従来も2次、3次予防はある程度行なってきた。2018（平成30）年度の診療報酬改定において、「口腔疾患の重症化予防」という、従来予防は保険適用ではなかったが、重症化予防という概念で予防が導入された。同時に「かかりつけ歯科医機能強化型歯科診療所」の施設基準が新設されている。つまり、小児から在宅歯科診療まで一貫して地域の歯科医療を支え、地域包括ケアシステムに強く関与していくことの必要性が示されている（表7）。ここでは、特に1次予防に期待するとともに、予防のビジネスモデルを構築する必要性を感じている。

表6

予　防		
1次予防	2次予防	3次予防
健康増進	早期発見・早期治療 重症化予防	再発防止 機能回復
生活習慣の改善	予防的医療 代理的エンドポイント	従来の歯科医療 真のエンドポイント
適切な食生活 ストレスの低減 禁煙 ブラッシング（TB） キシリトール リスクファインディング・ 健康診査時	唾液検査・治療時	修復（充塡） 歯内療法 歯周治療 クラウン ブリッジ 義歯 外科治療
	指導管理 TBI 栄養・日常生活改善の指導	
	リスク管理 バイオフィルム除去	
	フッ化物局所応用 エナメル質の耐酸性の向上 再石灰化の促進 殺菌、酵素作用の抑制	
	シーラント 小窩裂溝う蝕の予防 初期う蝕の進行抑制	
	3DS 除菌	

　今後の歯科医療で伸びるであろうと思われる、あるいは、可能性のある内容について解説する（図17）。

表 7　主な施設基準の歯科の届出医療機関数

	平成27年	28年	29年
地域歯科診療支援病院歯科初診料	431	442	461
歯科外来診療環境体制加算	10,944	13,583	18,958
歯科診療特別対応連携加算	659	700	725
医療機器安全管理料	173	183	185
歯科治療総合医療管理料(I)および(II)	11,208	14,634	17,189
在宅療養支援歯科診療所	6,443	7,941	9,887
在宅患者歯科治療総合医療管理料(I)および(II)	2,597	4,331	5,486
地域医療連携体制加算	7,689	7,645	7,552
在宅歯科医療推進加算	1,275	1,640	1,801
かかりつけ歯科医機能強化型歯科診療所	－	3,834	7,525
歯科訪問診療料の注13に規定する基準	－	10,256	36,031
歯科画像診断管理加算　1	31	31	30
2	25	26	26
手術用顕微鏡加算	－	1,886	2,753
う蝕歯無痛的窩洞形成加算	3,083	3,383	3,665
CAD/CAM冠	34,339	41,095	44,766
手術時歯根面レーザー応用加算	1,899	2,184	2,464
歯科技工加算1および2	7,132	7,238	7,197
有床義歯咀嚼機能検査	－	202	347
歯周組織再生誘導手術	6,900	7,143	7,322
広範囲顎骨支持型装置埋入手術	253	263	270
歯根端切除手術の注3	－	1,529	2,346
クラウン・ブリッジ維持管理料	69,966	70,058	69,952
歯科矯正診断料	1,549	1,576	1,604
顎口腔機能診断料	931	937	950

出所）厚生労働省（中医協総会に出された資料より）

①予防：予防といっても実は、表6に示しているように、1次予防、2次予防、3次予
　　　防がある。今後力を入れたいのが、1次予防である。この対象者は、約9,000万
　　　人程度になるのではないかと推定している。したがって、市場は今の3倍近く
　　　になる。しかし、そのためには、多くの国民に関心を持っていただくようなプ
　　　ログラムが必要である。現在考えられることは、虫歯に対しては、フッ素塗布、
　　　予防充填、サプリメント処方、歯並びに対しては、乳歯から永久歯に変る時期
　　　に、健康な歯並びになるか否かについて、コンピューターで診断し、必要があ
　　　る場合は、咬合誘導する。2次予防には、幼稚園、小学校の検診に力を入れる。
　　　そこで、該当者には表5に示すような内容を実施する。しかし、定着させる
　　　ためには、新しいシステムが必要である。2次、3次予防は検診の他に定期健診

が必要である。すべての人に、その価値を理解していただき来院していただくためには2次、3次予防についても新しいシステムが必要である。さらに、介護予防や訪問診療に関する予防の取り組みも今後の課題である。

②咬合治療：最近の歯科と医科の研究により咬み合わせから種々の病気が発症し、咬み合わせを治療すると種々の病気が治ったとの報告がされている。例えば、不正咬合があると頚椎を圧迫し、手・足のしびれが出る等、咬合の異常は頚・肩部症状を引き起こす可能性が指摘されている。また、咬合治療によって風邪を引かなくなったとか、鼻づまりが良くなった等の報告がある。さらに、小児の咀嚼と視力と関係があるとか、咀嚼障害が消化器系障害との関連性が示唆されている。その他、咬合とスポーツとの関係についてもかなりの研究結果が報告されている。また、アルツハイマー型痴呆の危険因子として、咬合が取り上げられている報告もある。したがって、今後は、全身疾患の治療の一環として、咬合治療をするという時代が来るものと思われる。

③アンチエイジング歯科：日本は世界一の長寿国になったが、病気をし、ベッドで長生きしても幸福とはいえない。つまり、健康寿命が長くなって始めて、長寿国の意義が生まれてくる。そのためには、健康になるため、健康を維持するため健康産業が今後活躍する時代になると思われる。歯科においては、アンチエイジング歯科の発展が今後期待できる。口腔の健康が全身の健康の基であることを考えると、歯科に対してもっと国民に関心を持っていただきたいと考えている。アンチエイジング歯科は、口腔周囲筋の訓練（歯の無い金さん、銀さんが長寿だったのは、口腔周囲筋の健康、歯肉の健康、嚥下の健康からであると分析している学者がいる）、歯肉のマッサージ、口唇や法令線対策等多くの可能性を有している。アンチエイジング歯科の内容は工夫によって市場は拡大する（図17）。

④美容歯科（審美歯科）：美しさに焦点をあてた総合的な歯科医療分野をいい、主にホワイトニング、オールセラミッククラウン、ラミネートベニア、メタルボンド、クリーニング等を行っている。美容歯科は、国内で初めて昭和大学歯科病院に設置されたもので、内容的には審美歯科と同じ内容を扱っている。

⑤か強診歯科医院：地域包括ケアシステムの確立に必要な歯科の存在意義と機能を果たす歯科医院である。その機能は施設基準で示されている。

⑥在宅専門歯科医院：2016年の診療報酬改定の際に在宅専門歯科医院が、医科と同じように認められたもので、在宅患者の占める割合が95％以内等の条件が付いているが、新しいビジネスモデルが期待できる。

4．最新の歯科医療を知り、経営に活かす

(1) むし歯治療に関する最新医療

＜初期う蝕に対する治療＞

   1．3DS 治療（Dental Drug Delivery System）

   2．レーザー治療（エルビウムヤグレーザー、罹患象牙質除去機能付レーザー）

   3．ヒールオゾン治療

   4．ドッグベストセメント治療

   5．顕微鏡による治療（マイクロスコープ等）

＜治療内容＞

   ①フッ素塗布

   ②3Mix 等による

   ③YAG レーザーによる

   ④定期観察（リコール）等

(2) 歯内療法に関する最新治療

   1．歯内療法動力システムによる（各種器具の開発がある）

   2．顕微鏡治療

(3) 一部・全部修復に関する最新治療

   1．セレック（Ceramic Reconstruction）

   2．CAD/CAM（computer-aided deighn/computer-aided manufactureing）

   3．オールセラミック

   4．ジルコニア

   5．ハイブリッドセラミック冠

(4) 義歯（部分・総義歯）

   1．ソフトリベース材（高弾性樹脂）の応用

   2．ノンメタルクラスプデンチャー

   3．各種アタッチメント応用義歯

（5）歯周病の最新治療

1．PMTC

2．つまようじ法

3．歯周外科

4．再生医療

5．歯周組織再生誘導（GBR 等）

6．顕微鏡による

歯周病と全身との関係が明らかになってきている。これらのことから今後ますます医科歯科連携が進むものと思われる（図 16）

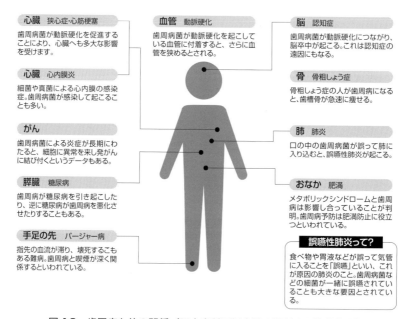

図 16　歯周病と体の関係（日本歯科医師会等の資料より筆者作成）

（6）矯正歯科最新医療

1．クリアライナー

2．セラミックブラケット・形状記憶合金ワイヤー使用による矯正

3．アンギュレーション付ブラケットの改良

4．ストレートワイヤー法、プレーンアーチ法等のテクニックの改良

5．矯正用インプラントの応用

6．MFT（Myofunctional Therapy）の改良

7．外科矯正

（7）インプラントの最新医療

1．歯科用コーンビーム CT の使用

2．インプラントマスター（サージカルガイドの利用）

3．IGI システム（リアルタイムでの理想的な場所へインプラントの挿入を誘導する）

4．ジルコニアインプラント（金属アレルギーへの対応）

5．歯科医院経営の発展系

　歯科医院経営において、厳しい状況が続いているが、歯科医師会等のアンケートの分析を見ると、どのような状況になろうとも、必ず10%前後の歯科医院では、経年的に患者が増加し、収入も増加しているとの結果が示されている。すなわち、同じ環境下にあって、患者が増加し、収入も増加している歯科医院とそうでない歯科医院があるということは、環境が悪くて、患者が減少し、医業収益（収入）が減少しているわけではない。患者が減少し、収入が減少している歯科医院においては、経年的に変化する患者ニーズを含めた環境変化に適合できていないからではないかと考えられる。時代の変化に適合する経営をすることが、所謂、歯科医院経営の成功者になるのだと考える。したがって、歯科医療を取り巻く種々の環境そのものが悪くて、経営が厳しくなっているわけではない。環境の変化に適合した歯科医療提供の仕方ができないから経営が厳しくなったと考える方が自然だと思われる。図18に、

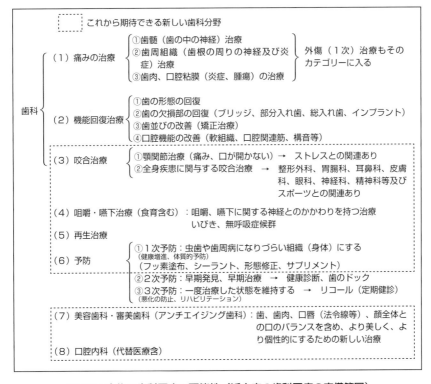

図17：今後の歯科医療の可能性（近未来の歯科医療の守備範囲）

歯科医院経営の発展系を示してみた。多くの歯科医師は、歯科大学、大学歯科部を卒業後、1 年間の研修医を修了した後、大学病院に勤務するもの、病院歯科（歯科口腔外科）に勤務するもの、小規模の開業医に勤務するもの、大規模の歯科医院に勤務するもの様々である。

　しかし、初めて勤務した医療機関が、独立した後の歯科医師人生に強く影響し、歯科医院経営にも関係してくる。したがって、コンサルティングについての相談の時点で、院長の勤務機関、学会活動等の履歴を見ておく必要がある。概して、小規模歯科医院に勤務した人は、同じ程度の歯科医院を作り、大規模歯科医院に勤務した人は、歯科医院の大型化や分院展開をする傾向がある。因みに、歯科医院経営における年収（1 年間の組織としての医業収益）の可能性を見ると、筆者が知る限りでは、60 億円が一番多いが、30 億円で数件、20 億や 10 億円は結構見られている。したがって、歯科も経営に対する情熱があれば、医科に負けない成果を上げることができる可能性を持っている（図 18）。

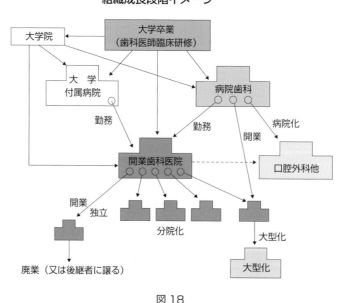

図 18

6.　利益（収支差額）を上げるための経営的要因

　前述しているように、どのような状況になろうとも、必ず患者が増加し、収入も伸びている歯科医院がある。ここに経営健全化、あるいは、経営改善のヒントが隠されている。この事を調べるために、3 年間の収支差額および医業収益（売上）の増加しているグループと、減少しているグループについて表 8、表 9 のようにアンケート結果を分析し、経営要因を抽出し比較してみた。その結果、1 から 11 までは概して自費治療が収入増加に関係している要因であることが示されている。12 から 23 までは、概して規模の大きさが収入増加に関

表 8　利益（収支差額）の高いグループと低いグループの経営的要因（変数）の比較

＊が経営に関係すると考えられる要因（※＊：P＜0.05、＊＊：P＜0.01）

	調査次元	全体 (n=511)	増加＋変化なし (n=195)	減少 (n=316)	P	
		3年間の医業収益（売上）				
1	性別	485（94.9%）	178（93.29%）	302（95.6%）	0.513	
2	開業形態	370（72.4%）	146（74.9%）	224（70.9%）	0.380	
3	ホームページ	182（35.6%）	101（51.8%）	81（25.6%）	0.000	＊＊
4	技工	454（88.8%）	176（90.3%）	278（88.0%）	0.515	
5	設備_カウンセリング	67（13.1%）	39（20.0%）	28（8.9%）	0.000	＊＊
6	設備_レーザー	173（33.9%）	69（35.4%）	104（32.9%）	0.633	
7	設備_デジカメ	136（26.6%）	68（34.9%）	68（21.5%）	0.001	＊＊
8	得意診療_インプラント	52（10.2%）	31（15.9%）	21（6.6%）	0.001	＊＊
9	得意診療_歯周治療	95（18.6%）	39（20.0%）	56（17.7%）	0.599	
10	得意診療_部分床義歯	130（25.4%）	40（20.5%）	90（28.5%）	0.057	
11	年齢（年代）	46.3±8.5	43.2±8.3	48.3±8.1	0.000	＊＊
12	開業年数	19.1±9.2	15.1±8.8	21.6±8.6	0.000	＊＊
13	医師計	1.4±0.9	1.6±1.1	1.2±0.6	0.000	＊＊
14	衛生士計	1.7±1.9	2.4±2.4	1.2±1.3	0.000	＊＊
15	助手合計	1.9±1.6	1.9±1.6	1.9±1.5	0.869	
16	技工士合計	0.2±0.5	0.2±0.7	0.2±0.4	0.532	
17	受付合計	0.6±0.9	0.7±1.3	0.5±0.7	0.002	＊＊
18	ユニット	3.6±1.5	3.8±2.0	3.5±1.2	0.022	＊
19	一週間診療時間数	42.8±6.2	44.1±6.3	41.9±6.0	0.000	＊＊
20	一週間夜間診療時間数	1.8±2.9	2.0±2.7	1.7±3.0	0.281	
21	1か月レセプト枚数	3.6±1.4	4.2±1.5	3.3±1.1	0.000	＊＊
22	保険収入	4155.6±4547.2	4613.5±3185	3873±5198.1	0.074	
23	自費収入	626.4±2023.8	1116.7±2991.7	323.9±937.2	0.000	＊＊
24	組織特性1 （タスクの標準化）	0±0.89	0.14±0.84	−0.09±0.91	0.004	＊＊
25	組織特性2 （タスクの分業化）	0±0.90	0.13±0.88	−0.08±0.91	0.011	＊
26	組織特性3 （タスクの統合化）	0±0.81	0.00±0.77	0.00±0.84	0.936	
27	従業員管理1 （内発的モチベーション）	0±0.91	0.16±0.84	−0.10±0.94	0.002	＊＊
28	従業員管理2 （外発的モチベーション）	0±0.87	0.23±0.82	−0.14±0.87	0.000	＊＊
29	従業員管理3（職務満足）	0±0.85	0.26±0.87	−0.16±0.79	0.000	＊＊
30	戦略的運営1 （患者満足志向）	0±0.92	0.35±0.90	−0.22±0.87	0.000	＊＊
31	戦略的運営2（技術志向）	0±0.92	0.19±0.85	−0.12±0.94	0.000	＊＊
32	戦略的運営3 （医療安全管理志向）	0±0.88	0.07±0.84	−0.04±0.90	0.171	

※1～10：人数（%）、カイ2乗検定、11～32：平均値±標準偏差、両側対応のないt検定
（アンケートの概略）期間：平成22年3月1日～3月23日、対象：北海道歯科医師会開業会員2,580人（回収率27.8%）
設問：組織特性8問、従業員管理14問、戦略的運営16問

表 9　医業収益（売上）の高いグループと低いグループの経営的要因（変数）の比較

＊が経営に関係すると考えられる要因（※＊：P<0.05、＊＊：P<0.01）

	調査次元	全体 （n=511）	増加＋変化なし （n=191）	減少 （n=320）	P	
		3年間の収支差額				
1	性別	485（94.9%）	178（93.2%）	307（95.9%）	0.247	
2	開業形態	370（72.4%）	139（72.8%）	231（72.2%）	0.967	
3	ホームページ	182（35.6%）	99（51.8%）	83（25.9%）	0.000	＊＊
4	技工	454（88.8%）	170（89.0%）	284（88.8%）	1.000	
5	設備＿カウンセリング	67（13.1%）	35（18.3%）	32（10.0%）	0.010	＊
6	設備＿レーザー	173（33.9%）	70（36.6%）	103（32.2%）	0.350	
7	設備＿デジカメ	136（26.6%）	63（33.0%）	73（22.8%）	0.016	＊
8	得意診療＿インプラント	52（10.2%）	29（15.2%）	23（7.2%）	0.006	＊＊
9	得意診療＿歯周治療	95（18.6%）	37（19.4%）	58（18.1%）	0.816	
10	得意診療＿部分床義歯	130（25.4%）	42（22.0%）	88（27.5%）	0.201	
11	年齢（年代）	46.3±8.5	43.5±8.1	48.1±8.3	0.000	＊＊
12	開業年数	19.1±9.2	15.4±8.5	21.3±8.9	0.000	＊＊
13	医師計	1.4±0.9	1.6±1.1	1.2±0.6	0.000	＊＊
14	衛生士計	1.7±1.9	2.4±2.4	1.2±1.3	0.000	＊＊
15	助手合計	1.9±1.6	1.8±1.6	1.9±1.6	0.506	
16	技工士合計	0.2±0.5	0.2±0.7	0.1±0.4	0.202	
17	受付合計	0.6±0.9	0.7±1.3	0.5±0.7	0.017	＊
18	ユニット	3.6±1.5	3.9±2.0	3.5±1.2	0.012	＊
19	一週間診療時間数	42.8±6.2	43.6±6.0	42.2±6.2	0.012	＊
20	一週間夜間診療時間数	1.8±2.9	1.9±2.7	1.8±3.0	0.875	
21	1か月レセプト枚数	3.6±1.4	4.1±1.6	3.4±1.2	0.000	＊＊
22	保険収入	4155.6±4547.2	4518.9±3192.6	3938.7±5182.7	0.163	
23	自費収入	626.4±2023.8	997.2±2498.9	405.1±1642.3	0.001	＊＊
24	組織特性 1 （タスクの標準化）	0±0.89	0.12±0.81	−0.07±0.93	0.015	＊
25	組織特性 2 （タスクの分業化）	0±0.90	0.13±0.89	−0.08±0.90	0.014	＊
26	組織特性 3（統合化）	0±0.81	0.01±0.81	−0.01±0.81	0.806	
27	従業員管理 1 （内発的モチベーション）	0±0.91	0.14±0.86	−0.08±0.93	0.008	＊＊
28	従業員管理 2 （外発的モチベーション）	0±0.87	0.20±0.85	−0.12±0.86	0.000	＊＊
29	従業員管理 3（職務満足）	0±0.85	0.24±0.87	−0.14±0.79	0.000	＊＊
30	戦略的運営 1 （患者満足志向）	0±0.92	0.32±0.92	−0.19±0.87	0.000	＊＊
31	戦略的運営 2（技術志向）	0±0.92	0.17±0.84	−0.10±0.95	0.001	＊＊
32	戦略的運営 3 （医療安全管理志向）	0±0.88	0.02±0.87	−0.01±0.88	0.652	

※1～10：人数（%）、カイ2乗検定、11～32：平均値±標準偏差、両側対応のないt検定

〈次元の説明〉　＊が付いている次元のみ

タスクの標準化：歯科医院において、繰り返し行われている作業において、無駄な部分を省き、最も合理的な手順、手法を発見し、マニュアル化し、質の高い効率性が発揮されるようにすることを標準化とする。

タスクの分業化：チーム医療に参加するために受け持つ業務の分担化を分業化する。

内発的モチベーション：仕事のやりがい、社会的意義など、仕事それ自体からもたらされる報酬によって喚起されるモチベーション

外発的モチベーション：経済的・物理的なものをはじめとして目に見える報酬を与えることによって喚起されるモチベーション

職務満足：従業員が自己の職務および人間関係を含めた職務環境に対して持つ満足感をいう。

患者満足志向：患者のニーズに応え、良質の医療を提供するプロセスにおける患者満足志向性。

技術志向：患者のニーズを取り入れ、より快適な機能回復ができるような技術（システム・材料を含む）を取り入れようとする志向性。

係している要因であることが示されている。24 から 32 までは、従業員のモチベーションと職務満足が収入増加に関係しており、戦略的運営としては、患者満足志向や技術志向の重要性が示されている。その他、表中の＊が付いている項目が収入増に関係している要因として、経営改善の参考にしていただければ幸いである。

7．利益（収支差額）を上げるための経営的要因に関する解説

＜表８の I から分かったこと＞

① ホームページ
② 設備：カウンセリングコーナー（ルーム）
③ 設備：デジカメ
④ 得意診療：インプラント

自費治療の充実
（自費治療へのシフト）

図 19

　表より、プラスグループのほうがマイナスグループよりも①～④において 1% 有意が示されている。これらの項目は、プラスグループにおいて自費診療の充実が行われていることを示している。したがって、歯科における利益は自費収入の要素が強いといえる。

＜表8のⅡから分かったこと＞

　表より、概して規模が大きいところが利益の高いことが示されている（図20）。

概して規模が大きいところが収益が高い

カテゴリー	結　果	解　釈
① 年齢	43.2±8.3＞48.3±8.1（歳）	概して40歳前後が収益を上げている。50代以上は収益が下がる傾向
② 開業年数	15.14＞8.38.1（年）	概して開業年数が15年前後が収益を上げている。20年以下は下がる傾向
③ 歯科医師数（合計）	1.6±1.1＞1.2±0.6（人）	概して歯科医師数が多い（2人程度）方が収益を上げている
④ 歯科衛生士（合計）	2.4±2.4＞1.2±1.3（人）	概して歯科衛生士数が多い（3〜4人）方が収益を上げている
⑤ 受付（合計）	0.7±1.3＞0.5±0.7（人）	受付が専任の方が収益が上がっている
⑥ ユニット	3.8±2.0＞3.5±1.2（台）	概してユニットが多い方が収益が上がっている
⑦ 一週間診療時間数	44.1±6.3＞41.9±6.0（時間）	概して診療時間が長いほうが収益が上がっている
⑧ 一か月レセプト枚数	4.2±1.5＞3.3±1.1　（順序尺度1〜8）	概してレセプト枚数が多い方が収益が上がっている
⑨ 自費収入	1116.7±2991.7＞323.9±937.2（万円／年）	自費収入が多い方が合計収益が上がっている

図20

＜表8のⅢから分かったこと＞

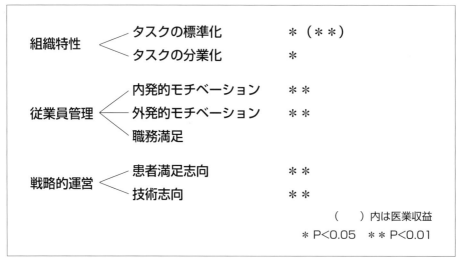

図21

　以上のことは、組織特性（システム等）としてはタスクの標準化、分業およびタスクの調整・統合化が利益を上げるために必要であることを示している（図21）。

　従業員管理に関しては、内発的モチベーション、外発的モチベーション、職務満足を発揮することが利益を上げるために必要なことを示している。

　戦略的運営としては、患者満足志向や技術志向の重要性が示されている。

　表9の医業収益（売上）の結果と**表8**の利益の結果はほぼ同じであるが、**表8**の利益のほうが経費を考えた結果になっているので、マネジメント力が含まれた結果と読むことができる。

8.　歯科経営指標 2018 年度版が教える経営的要因

　当協会では、数年前より会員のクライアント歯科医院の経営状態についてアンケートを実施し、歯科経営指標として発表している。この中から、医業経営コンサルタントが使用できると思われる分析結果を示してみる。

　1．経営改善に間口を広げるべく、夜間診療を考えることが多いが、これについては「1時間あたりの利用医業収益と届出診療時間（1週間）の相関分析」をした結果、ほとんど関係がないことが示されている。

　2．年間医業収益と歯科医師数、歯科衛生士数との相関分析をしたところ、それぞれ（ r = 0.69 ）、（ r = 0.71 ）と関係性の高いことが分かった。

　3．年間医業収益とユニット台数の相関分析では（ r =0.796 ）と高く、ユニット台数は年間医業収益に大きな影響を与えている。

　4．年間医業収益と自費収入の相関分析では、（ r = 0.822 ）とかなり影響があることが示されている。

　5．月間レセプト総数とユニット台数の相関分析では、（ r = 0.782 ）とユニット台数は大きな影響を与えていることが示されている。

　6．歯科衛生士とユニット1台あたり診療1時間の医業収益の相関分析では、（ r = 0.311 ）と弱いが影響を与えていることが示されている。

　医療保険制度に関しては、医科、歯科の区別は特に無いが、診療報酬に関しては、歯科は歯科診療報酬点数表より、医科は医科診療報酬点数表により算定する。歯科診療報酬点数表に無いものは医科診療報酬点数表を準用する。

第3節

歯科に係る医療保険制度の理解

1. 医療保険制度のしくみ

　保険医療制度は、日本の国民皆保険制度を通じて世界最高レベルの平均寿命と保健医療水準を実現し、国民の安全・安心な暮らしを保障しているものである。

　医療保険については、昭和36年4月の国民健康保険法改正により、すべての市町村において国民健康保険の実施が義務づけられた。これによって、すべての国民がいずれかの医療保険に加入している状態（国民皆保険）が実現した。現在の主な制度名としては、国民健康保険、全国健康保険協会、管掌健康保険、組合管掌健康保険、共済組合、後期高齢者医療制度がある。

《1》保 険 者

　①保険者とは、医療保険事業の経営者主体をいう。

　　現在、医療保険制度は法律によって構成されているので、それぞれの法律による保険ごとに複数の保険者が存在する。なお、保険者によっては支部、出張所などを設置して事務の一部を委任している場合もある。

　②医療保険制度は国家の制度であり、保険者は国、市町村、法人（健保組合など）が保険者となる。法人は、公法人である。

　　なお、自衛官、訓練招集中の予備自衛官、防衛大学校の学生の公務外の疾病に対しては、防衛庁職員給与法の規定により、国家公務員に準じた医療が給付される。

　③医療保険は、対象とする加入者の要件により2つに区分される。

　　　被用者保険　企業、団体等に雇用されている者が加入（職域保険）

　　　　　　　　　→全国健康保険協会管掌健康保険、組合管掌健康保険、共済組合等

　　　地域保険　被用者保険加入者以外の者が、住所地によって加入

　　　　　　　　　→国民健康保険

④高齢者の医療の確保に関する法律の規定による医療の給付は都道府県単位にすべての市町村により組織される後期高齢医療広域連合が運営団体であり、この場合の市町村は保険者ではない（国：都道府県：市町村＝4.9兆円：1.2兆円：1.2兆円＝4：1：1）。

《2》被保険者

①保険されている者（加入者）をいう。共済組合のように組合員と呼ぶ場合もあるが、意味するところは同様である。医療保険は、保険という技術を取り入れたものであるから、被保険者である機関のみ保険給付を受けることができるものである。例外として、資格損失後も給付を受けられる場合があるが、一定の条件を満たす必要がある。

②国民健康保険の加入は世帯単位であり、すべての加入者が被保険者となるが、被用者保険では被保険者と一定の関係にある家族等を被扶養者と呼び、保険給付が行なわれていることとされている。被扶養者の範囲は保険の種類によって若干異なっている。

③いずれかの保険の被保険者になること（加入）は国民の義務である。また、従業員を5人以上雇用している個人事業主および社員を雇用している社会は、雇用している従業員を健康保険に加入させる義務がある。なお、従業員の雇用数が4人以下の個人事業所の従業員も、すべての従業員が加入する場合は健康保険に加入することができる（任意包括加入）。

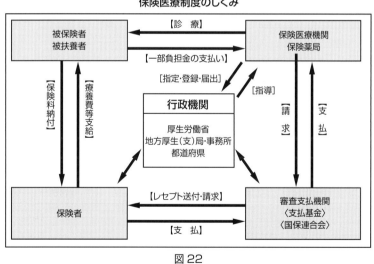

図22

歯科医院において、保険証の提示があり、保険診療をした場合には、診療内容をカルテに記入し、翌月始めに、カルテから診療報酬明細書（レセプト）にその内容を転記し、保険の

種類によって国保は国保連合会と社保は支払基金に期日までに提供する。するとレセプトが審査され、保険者に送付され、再度審査されて提出から2か月遅れで、保険医療機関の指定する金融機関（銀行等）に診療報酬が振り込まれるしくみになっている（図22）。ここで、レセプトの返戻は、入金が約2か月遅れとなり、資金調達や利息の観点からも損である。そればかりでなく、返戻・査定の多い歯科医院は、行政による指導の対象になる可能性があり注意を要する。これをなくすためには、患者を診療したら、遅滞なくカルテに診療内容について必要な事項を記載する習慣を身に付けることである。

　この返戻・査定のないレセプトにするためには、図22に示してあるレセプトの流れと、審査の基準（図23）並びに青本と称される歯科点数表の解釈および診療に当っての基本的なルールである療養担当規則を十分理解しておく必要がある。さらに、表11に示してある療養担当規則を十分理解しておく必要がある。また、図22に示してある保険医療制度と今後の改定についても十分理解をしておきたい。

審査の基準について考えてみる

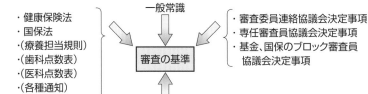

　　　　　　　　　　　　　一般常識
・健康保険法　　　　　　　　　　　　　　　・審査委員連絡協議会決定事項
・国保法　　　　　　　　　　　　　　　　　・専任審査員協議会決定事項
・(療養担当規則)　　　　　┌─────┐　・基金、国保のブロック審査員
・(歯科点数表)　　　　　　│審査の基準│　　協議会決定事項
・(医科点数表)　　　　　　└─────┘
・(各種通知)
・その他　　　　　　　　　　医学常識

例題 $\frac{50}{100}$ 加算を算定している患者に対しGoA、ChBの算定は、上記の審査の基準から見て妥当性があるか否かを考えてみよう

1. 基本診療料に対する㊙加算の扱いは
　・初診時加算＋175点
　・再診時加算＋175点
　・TEL再診時加算可となっている。

2. 特掲診療料に対する㊙加算の扱いは
　　加算できる行為 $\frac{50}{100}$ 加算

㊙加算は以下の場合に算定できる。基本診療料に対しては「著しく歯科治療が困難な障害者」とは、脳性麻痺等で身体の不随運動や緊張が強く体幹の安定が得られない状態、知的発達障害により開口保持が出来ない状態や治療の目的が理解できず、治療に協力が得られない状態、重症の喘息患者で頻繁に治療の中断が必要な状態又はこれらに準ずる状態にある者をいう」特掲診療料に対しては「治療を直接行う歯科医師に加え、患者の障害に起因した行動障害に対して開口の保持又は体位、姿勢の保持を行うことを目的として当該治療に、歯科医師、歯科衛生士、看護士等が参画した場合等に算定する。」となっている。このような患者にはたしてGoA、ChBができるのであろうか。請求している人に聞くと「やっている」と回答するが、それがはたして、一般常識、歯科医学常識として可かというとそうではない。ただやっているだけでは審査の基準をクリアーしたことにはならないのである。このような状態の人に有効な検査ができるか否かと、必要があるのか否かが問題となる。ここに審査基準のあることを知っておく必要がある。また、これは、必ずしも障害者手帳の有無とは関係無いことも注意が必要である。

図23

2. 患者からの費用の徴収

　保険診療において、患者からの費用の徴収が認められるのは、一部負担金および選定療養の差額（保険外併用療養費の対象となるもの）等、法令に規定されたものに限られ、それ以外の、例えば検査や、薬剤の差額徴収等は認められない。

　健康保険法、国民健康保険法および平成20年4月1日実施の高齢者の医療の確保に関する法律に基づく高齢者医療制度の被保険者は、75歳以上となっている（**表10**）。

　また、65歳から74歳で一定の障害の状態にあることにつき、広域連合の認定を受けた方も含まれる。後期高齢者に対する医療給付の種類は新たに設けられた高額医療、高額介護合算制度以外は現行の老人保健および国保においてすでに支給されているものと基本的には同じである。また、3歳未満の患者の負担割合が軽減され、2割となった。なお、被用者保険本人の負担割合は、70歳以上75歳未満2割（現役並み3割）、義務教育就業前2割、75歳以上1割（現役並み3割）負担となっている（負担割合は今後変化する可能性がある）。

表10

【医療保険等の種類概要】

	種　類（法別）	保　険　者	加　入　者
被用者保険	健康保険法 ・全国健康保険協会管掌健康保険〔一般と特例被保険者〕 ・組合管掌健康保険	全国健康保険協会 健康保険組合	中小企業等の従業員（一般） 日々雇い入れられる者（特例） 大企業等の従業員
	船員保険法 ・船員保険	全国健康保険協会 船員保険部（東京）	船員
	国家公務員等共済組合法 （短期給付）	各省庁の共済組合	国家公務員
	地方公務員等共済組合法 （短期給付）	地方職員共済組合 指定都市職員共済組合 都市職員共済組合 市町村職員共済組合 警察職員共済組合 公立学校職員共済組合	道府県職員 指定都市職員 都市職員 市町村職員 警察職員 公立学校職員
	私立学校職員共済組合法 （短期給付）	日本私立学校振興・共済事業団	私立学校職員等
地域保険	国民健康保険法 ・国民健康保険 　［退職者医療］ ・国民健康保険組合	市町村 国民健康保険組合（業種別）	住民（無職、自営業等） ［被用者老齢年金受給の住民］ 組織された自営業等
防衛庁職員給与法の規定による給付			自衛官、防衛大学生等
高齢者の医療の確保に関する法律 ・後期高齢者医療制度		後期高齢者医療広域連合	75歳以上の者及び65歳以上74歳以下で一定の障害があったり寝たきりとなっている者

①後期高齢者医療制度（70 ～ 74 歳）の負担割合

　平成 26 年 3 月末までに 70 歳に達している者は 1 割、平成 26 年 4 月以降 70 歳になった者からは 2 割となっているが、現役並みの収入のある者は 3 割となっている。

3. 診療報酬請求、支払の消滅時効ならびに過誤払分についての返還請求権 の消滅時効等を把握する（表 11）

表 11

○診療報酬請求権		
1　消滅時効の期間	国の設置した医療機関 （国立病院、国立療養所等）	5年（会計法第30条）　※
	地方公共団体の設置した医療機関 （都道府県立病院、市町村立病院等）	5年（地方自治法第236条）　※
	一般開業医（民間の医療機関）	3年（民法第170条1号）
2　消滅時効期間の計算	起算日	診療月の翌月1日 　ただし、月の途中で保険医療機関たることをやめたときは、やめた日の翌日とする。
3　消滅時効が完成し診療報酬明細書の取扱い	保険者が国である場合	支払いは行わない。 診療報酬明細書は返戻する。
	保険者が国以外である場合	原則として支払いはしない。 診療報酬明細書は、返戻する。 　ただし、保険者の了解があったときは支払を行う。
○支払の時効		
1　消滅時効の期間		3年（民法第170条1号）
2　消滅時効期間の計算	起算日	基金が保険医療機関に対して行った支払の通知が到達したものと認められる日の翌日。
3　時効にかかった診療報酬の取扱い	保険者からの過誤納として取扱い、翌月における保険者への請求において調整する。なお絶対的に支払不能と確認されたときは、消滅時効の完成前といえども、保険者に対して過誤の調整を行う。	
○診療報酬の過誤払分についての返還請求権		
1　消滅時効の期間 　イ　過払いにより、保険医療機関側の不当利益が生じた場合		10年（民法第167条1項） 　ただし、当該保険医療機関が、地方公共団体の設置したものである場合は5年 （地方税法第18条の3第1項）
ロ　過払いが保険医療機関側の不法行為によって生じた場合		3年（民法第724条）
2　消滅時効期間の計算 　イ　過払いにより、保険医療機関側に不当利益が生じた場合	起算日	支払いの行われた日の翌日。
ロ　過払いが保険医療機関側の不法行為によって生じた場合	起算日	返還請求権者、またはその法定代理人がその事実を知りたる日。
3　消滅時効が完成した過払額の取扱い	過払額が基金において絶対的に回収不能と確認されるに至った場合、若しくは民法第167条第1項に規定する10年の消滅時効が完成した場合は、その過払いによる診療費の欠損は事務費補填し保険者に調整を行う。	

[注]消滅時効期間の計算における満了日は、それぞれ起算日に応答する日の前日となる。

　　昭和6.3.6保険発第　43号
　　昭和35.4.23保文発第3085号　｜　厚生省保険局長から支払基金理事長あて、による。
　　昭和36.6.9保文発第4492号

※H17年11月21日最高裁判決では「民法170条により3年と解すべきである」となっている。

4．歯科診療報酬と診療に当っての基本的なルール

　保険医は、診療に当って、歯科医師法や保険医療養担当規則等によって、診療内容や算定についてのルールが決められている（表12）。したがって、歯科医師が勝手な解釈により算定することはできないしくみになっている。もしそのような事が分ると、地方厚生局又は厚生労働省による指導や監査の対象になることがある。監査になると、ほとんどが５年間の保険医取り消しになっている。内容によっては、保険医および保険医療機関の再指定がされないこともある。したがって、コンサルタントは、歯科医院の85％から95％の収入源である保険診療が適正に行なわれているか等も院長と話し合っておく必要がある。

　歯科の診療報酬点数表は、基本診療料（初診、再診等）、特掲診療料（特殊な診療行為）、医学管理料（患者との協力により行なう継続的な口腔管理等）、在宅医療（訪問診療等）、検査（X線検査等）、画像診断、投薬、注射、リハビリ（摂食機能療法等）、処置（う蝕処置等）、手術、麻酔、放射線治療（開業歯科ではほとんど行なわれない）、歯冠修復欠損補綴（歯科の医業収益の約半分を占める治療）、歯科矯正（厚生労働大臣が定める施設基準に適合した歯科医院で算定できる）病理診断等、以上の内容によりできている。

表12　診療に当たっての基本的なルール

歯科医師法	法的根拠
1．歯科医師でなければ、歯科医業をなしてはならない。	歯科医師法第4章第17条
2．診療に従事する歯科医師は診察治療の求めがあった場合には、正当な事由がなければ、これを拒んではならない。	歯科医師法第19条1
3．歯科医師は、診療をしたときは、本人又はその保護者にたいし、療養の方法その他保健の向上に必要な事項の指導をしなければならない。	歯科医師法第22条
4．歯科医師は、診療をしたときは遅滞なく診療に関する事項を診療録に記載しなければならない。	歯科医師法第23条1
5．保健医療機関の指定の有効期間は6年である。6年後に、その間問題がなければ更新される。	保険医療養担当規則第22条 保険医は、患者の診療を行った場合には、遅滞なく、様式第1号又はこれに準ずる様式の診療録に、当該診療に関し必要な事項を記載しなければならない
保険医療養担当規則	昭和32年4月30日厚生省第15 最終改正平成22年3月5日厚生労働省令第25号
1．保険医の診療は、一般に医師又は歯科医師として診療の必要があると認められる疾病又は負傷に対して、適確な診断をもととし、患者の健康の保持増進上妥当適切に行わなければならない。	保険医療養担当規則第12条
2．保険医は、診療にあたっては、懇切丁寧を旨とし、療養上必要な事項は理解し易いように指導しなければならない。	第13条
3．保険医は、診療に当たっては、健康保険事業の健全な運営を損なう行為を行うことのないよう努めなければならない。	第19条の2
4．歯科診療の具体的方針 　（手術及び処置） 　イ．手術は、必要があると認められる場合に行う。 　ロ．処置は、必要の程度において行う。	第21条の五
（歯冠修復および欠損補綴） 　イ．歯冠修復 　　歯冠修復は、必要があると認められる場合に行うとともに、これを行った場合は歯冠修復物の維持管理に努めるものとする。 　ロ．欠損補綴 　　有床義歯は、必要があると認められる場合に行う。	第21条の六
5．リハビリテーション 　　リハビリテーションは、必要があると認められる場合に行う。	第21条の七
6．適正な費用の請求の確保 　保険医は、その行った診療に関する情報の提供等について、保険医療機関が行う療養の給付に関する費用の請求が適正なものとなるよう努めなければならない。	第23条の2
7．領収証の交付 　保険医療機関は、前条の規定により患者から費用の支払を受けるときは、正当な理由がない限り、個別の費用ごとに区分して記載した領収証を無償で交付しなければならない。	保険医療機関の療養担当 第5条の2

5. 指導・監査について

　保険医療機関および保険薬局は健康保険法第 73 条規定に基づき療養の給付に関し、保険医および保険薬剤師は健康保険の診療または調剤に関し、厚生労働大臣の指導を受けなければならない、となっている。

　この目的は、保険診療の質的向上および適正化を図ることにある。つまり、保険診療の取り扱い、診療報酬の請求等に関する事項について周知徹底させることを主眼としている。

＜集団的個別指導および個別指導の選定の概要について＞

　保険医療機関および保険薬局（以下「保険医療機関等」という）に対する指導等については、健康保険法第 73 条の規定に基づき実施されているが、その詳細については、指導大綱、指導大綱実施要領等に定められている。

　集団的個別指導とは

　　保険医療機関等の機能、診療科等を基準とする類型区分に応じて、診療（調剤）報酬証明書（以下「レセプト」という）の 1 件あたりの平均点数が高い保険医療機関等を一定の場所に集めて講義形式等で行う指導である。

　指導対象となる保険医療機関等とは

　　レセプト 1 件あたりの平均点数が次の都道府県の平均点数の一定割合を超えるもの

　　・医科病院の場合は 1.1 倍

　　・医科診療所、歯科病院および歯科診療所、薬局の場合は 1.2 倍

　　　かつ

　　・前年度および前々年度に集団的個別指導または個別指導を受けた保険医療機関等を除き、類型区分ごとの保険医療機関等の総数の上位より概ね 8% の範囲のものが対象となる。

　保険医療機関等の指導は、集団指導と、集団的個別指導、個別指導、共同指導等に分かれている。ただし、集団的個別指導や個別指導は、複数の関係者で構成される選定委員会で選定されるもので意図的に指名されるとのうわさも一部にはあるが、けっしてそうではなく図 24 に示している条件（規準）によって決められている。

　参考までに、平成 29 年度の指導・監査において歯科医療機関が国に返還した金額は、4 億 3,257 万 8,000 円で、前年度より 7,506 万 8,000 円少なかった。歯科保険医療機関の指定取消は 9 軒、取消相当は 10 軒、保険医の登録取消は 12 人となっている。平成 28 年度の監査は 39 軒であったが、平成 29 年度は 38 軒と 1 軒少なくなっていた。

　ちなみに平成 30 年度の歯科平均点数は北海道が一番高く 1459 点、三重県の 1101 点が一番低かった。東京は 1179 点と低いほうに位置する。

指導・監査の流れ

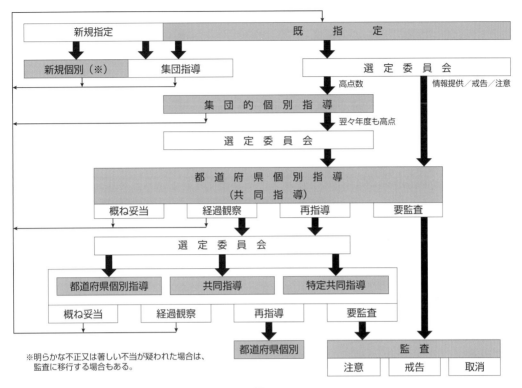

図24

(1) 集団的個別指導後──①高点数が続いた場合→丸1年後再指導の対象となる。②対象となったレセプトの大部分が不適正なものであった場合→1年以内に再指導を個別で行う。
(2) 個別指導の結果は、①概ね妥当②経過観察③再指導④要監査となっている。
(3) 個別指導時に不正または不当が疑われる場合には、実調（患者調査）を実施し、不正または不当が明らかになった場合には、再指導ではなくて、監査を行うこととなった。監査になった場合には、返還金の期間が5年となり、高額になることが予想される。経済的な負担によって廃院に追い込まれる可能性も高いと考えられる。

｛都道府県個別指導　共同指導　特定共同指導

(4) 指導中において、明らかに不正または著しい不当が疑われる場合には指導を中止し、直ちに監査に切り替えることができる旨が明文化されている。このことは重大に受けとめなければならない点である。
(5) 個別指導後の返還期間は、1年間以上となっている。（1年間から2年間の間になるものと思われる）

<平均点数の高い順>
1. 北海道　1459点
2. 静岡県　1392点
3. 青森県　1380点
4. 宮崎県　1348点
5. 大分県　1344点

<平均点数の低い順>
1. 三重県　1101点
2. 栃木県　1105点
3. 岐阜県　1119点
4. 富山県　1120点
5. 静岡県　1121点

（平成30年度）

6. 歯科医院の管理者の責任

　「管理者の責任」は医療保険制度とは直接関係はないが、歯科医院の管理者としての責任（法的）について十分理解しておくことが、医療保険制度遂行のためには必要なことである。

　つまり、管理者としての法的責任を理解していないと医療保険制度を十分活用できないからである。そればかりでなく、医療保険制度における犯罪者になる場合も少なくない。例えば、医療保険制度における、患者からの窓口負担について、自分勝手な解釈で、負担金を徴収しない歯科医院もある。数年前になるが、札幌で3割負担を徴収せず、監査になり廃院になった例は、マスコミにも取り上げられたので記憶に新しいと思われる。この「管理者の責任」については、医療法の第14条の2に次のような条文として示されている。

第十四条の二

　病院又は診療所の管理者は、厚生労働省の定めるところにより、当該病院又は診療所に関し次に掲げる事項を当該病院又は診療所内に見やすいよう提示しなければならない。

　一、管理者の氏名

　二、診療に従事する医師又は歯科医師の氏名

　三、医師又は歯科医師の診療日および診療時間

　四、前三号に掲げるもののほか、厚生労働省令で定める事項

　つまり、受診した患者にこの歯科医院の責任者は誰か、また、どのような歯科医師が診療しているのか等について情報提供することが義務づけられている。

　さらに、第15条には、管理者の監督義務が明記されている。

［管理者の監督義務］

第十五条

　病院又は診療所の管理者は、その病院又は診療所に勤務する医師、歯科医師、薬剤師その他の従業者を監督し、その業務遂行に欠けるところのないよう必要な注意をしなければならない。

　病院又は診療所の管理者は、病院又は診療所に診療の用に共にするエックス線装置を備えたときその他厚生労働省令で定める場合においては、厚生労働省令の定めるところにより、病院又は診療所所在地の都道府県知事に届け出なければならない。

　つまり、歯科医院の院長は、勤務する歯科医師、歯科衛生士、歯科技工士、受付・事務その他、すべての従業員を監督し、その業務（歯科医療を適正に提供できる）遂行に欠けると

ころのないよう必要な注意をしなければならないとしている。

この条文の「欠けるところのないように」は、患者からクレームが無いように、また、医療安全を心掛け、医療事故の無いように、スムーズに良質の歯科医療が提供できるように監督し、問題があると思われた時には注意をし、適正になるように責任を持って指導しなさい、という解釈である。

したがって、院長は、歯科医院で起こるすべてのことの全責任者であることを忘れてはならない。

また、第12条では、歯科医院の管理者は開設者自身による管理が望ましいが、歯科医院の所在地の都道府県知事の許可を受けた場合は、開設者と管理者が異なってもかまわない。但し、同じ管理者が２つの歯科医院を管理することはできない扱いとなっている。これらの条件の意味するところを十分理解し、歯科医院経営の適正な管理が望まれている。

次に、医療法上の管理者も含め、経営上の経営管理者について述べることとする。一般的に経営学においては「経営（Administration）」と「管理（Management）」とは異なる職能として用いられることが多い。

つまり、経営とは「組織目標や経営政策を定め、組織の各職能を組織化し、経営管理者に対する目標を与えるなどの組織に全般的で、総括的な決定についての職能」を指している。一方、管理とは「組織目標達成のために各種の業務を統制する職能」または「組織目標を達成するために経営によって指示された経営方針や政策を指揮(統制)する職能」を指している。

一般的に「管理とは、目標を設定し、目標を達成するために経営の諸要素を確保し、組織し、最大効果的運用をはかること」ということができる。

正式な定義は、なかなか覚えられないので、簡単に「人間が目的を達成するための合理的な行為」と覚えても悪くない。使い方の例を挙げると「体を管理して健康になる」、「選手を管理して試合に勝つ」等となる。歯科医院経営においては、この経営と管理を同時に行うのが院長の役目となっている。そして院長はプロフェッショナル（専門的な側面をプロフェッショナルではなくプロフェッションというべきと主張する学者もいるが、ここではアメリカ職業分類に従う）な行動と、リーダーとしての行動と、管理者としての行動を兼ねた非常に特異的な存在として認識される（図25）。

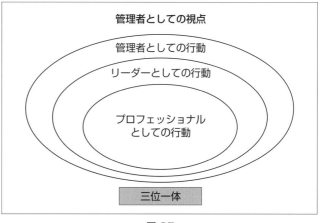

図25

第4節
歯科医院経営に係る
コンサルティングの指針

　1987年（昭和62年）9月24日、厚生大臣（現在の厚生労働大臣）の諮問機関である「医業経営の近代化・安定化に関する懇談会」は、民間医療機関、なかでも病院を中心に議論を行い、当面とるべき具体的方策を打ち出した。その中で、経営の近代化・安定化のための具体的方策として、支援対策案を提示し、コンサルタントの資格認定、団体の結成等により、コンサルタントの水準の確保、資質の向上を検討することが盛り込まれて、コンサルタントの育成が医業経営の近代化・安定化に寄与するとの政策が打ち出された。日本医業経営コンサルタント協会もこの意向を受け1990年（平成2年）に厚生大臣より社団としての設立許可を受けて発足し、2012年には公益法人化に移行している。この背景には、誰でもがコンサルタントを名乗ることができ、電話1本でのコンサルタントが増加し、しばしば悪徳コンサルタント事件がマスコミによって騒がれているからである。そこで、コンサルタントの倫理性と、資質の向上が国の政策として現われてきた。したがって、真のコンサルタントは倫理性が高く、経営学の知識を持ち、コンサルタントの仕事に特有の技術、手法の習得を積極的に受け、資質の向上があり、誠実性、積極性、冷静・沈着に物事を分析し、問題解決する能力を有し、一方では、温厚で創造力が豊かであり、説得力と表現力、指導力、そして健康で、仕事に対する情熱を持っていることが要求される。これらのことは、医業経営コンサルタントの目標であり、日頃より到達するよう努力しなければならない。その他、コンサルティングの具体的指針については、本協会より「医業経営コンサルティングマニュアル─経営診断業務、経営戦略支援業務編」並びに「医業経営コンサルティングマニュアル─経営管理支援業務編」の中に詳しく記載されているので、参考にしていただきたい。したがって、ここでは、本協会のマニュアルを基本として、歯科独自の新しいコンサルティングの視点について解説する。

1. コンサルタントの仕事の体系

　経営コンサルタントは、アメリカのティラー（F.W.Tayler,1911）が、現在のコンサルタントのやり方に最も近い近代的、合理的な方法で行なった人といわれている。

　ティラーは、現代の生産管理の基礎をつくった「科学的管理法の原理」という論文を発表している。また、英国のコンサルタントとしては、アーウィック（L.Urwick,1937）が有名で、古典的組織論に関する論文を残している。したがって、経営コンサルタントの仕事は、かなり古くから存在していたようである。このコンサルタントの仕事を端的な表現をすると次のようになる。すなわち、「クライアントの経営管理と問題のある事項について、その原因を明らかにし、それを解決するための具体的対策を設計してクライアントにこれを提示し、その合意を得た後、クライアントを中心にその対策を実行に移し、具体的成果をあげる仕事をすること」ということができる。

　コンサルタントの仕事は、簡単に表現すると、1. 分析、2. 診断、3. コンサルティングに区分できる。以上について解説する（図26）。

　1. 分析：コンサルタントの仕事は事実を確認することを中心においている。したがって、分析技術は非常に重要な能力である。歯科においては、診療圏分析、収益性分析、財務分析、原価分析、ケア・サイクル（工程）分析、管理者行動分析（院長の歯科医院経営に対する考え方等を含）等がある。

　2. 診断：問題点とその原因を明らかにし、原因を除去するための改善プログラムの作成をする。それに基づいて、報告書を作成し、クライアントに提出、説明する。

　3. コンサルティング：改善プログラムの実行移行のお手伝いをする。つまり、目的、意図等を明らかにし、医療機関において、協力や賛成を得るための雰囲気づくり

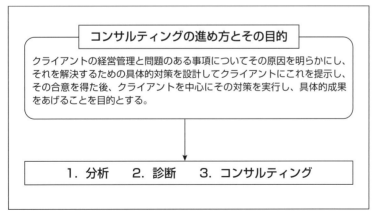

図26

注）本協会では医業経営コンサルタントを以下のように定義している。
医業経営コンサルトは、「すべての国民が、健康で文化的な生活を営む権利を享受することのできる、社会福祉、社会保障及び公衆衛生の向上及び増進のために、医療・介護・福祉提供体制の基本となる、医療機関等の基本的基準について規定した関連法令等を遵従することによって、プロフェッショナルとして連携と協働ができる仕組みに基づき、有効的かつ効率的な医業経営の成果をあげることに寄与する者」である。

をする。次に改善案を実施するための組織づくりをし、実行に必要な知識、技量を取得するように教育訓練をする。そして、関係者が実施案を作るうえでの援助、指導をする。その案を実施し、効果を上げるように援助をする。

2. 歯科医院のコンサルティングの実際

　歯科医院の具体的な医業経営コンサルティング（医業経営コンサルタントは注を参照）の内容に関しては、第 2 章に譲ることにして、ここでは、契約までのプロセスについて必要と思われる基本的事項について解説する。歯科医院がコンサルティングを希望する場合、1 番多いのが、ある程度流行っている歯科医院が、もう 1 歩ランクアップする場合、例えば年間で医業収益（収入）5,000 万円から 6,000 万、7,000 万にしたい場合が考えられる。次に、開業支援、また、ある程度の規模の歯科医院での人事問題に関して、さらに、1 歯科医院での規模を拡大する場合や分院展開をする場合の可能性やリスクについての相談となる。最もコンサルタントが必要であろうと思われる、倒産寸前の歯科医院や、多くの問題を抱えている歯科医院からの依頼は以外に少ないのが現状である。

　依頼は、顧問税理士や歯科材料商、クライアントの友人、知人を通して相談が持ち込まれる。また、今後は本協会の紹介制度（http://www.jahmc.or.jp）や業務連携ネットワークの活用が期待できる。その場合、ある程度の予備調査をした上で、院長にインタビューすることになる。そして、①問題点の糸口を引き出すためのインタビューを有効に利用する。②問題点やその原因となる事実を確認する。この場合、クライアントの反応に注意する。反応には以下のようなものがある。

1. 敵意または非好意的態度を示すもの
　このようなクライアントには、相手の知識に対して、感心するところは十分感心してみせ、相手に恥をかかさない方法で、こちらの実力のほどを認識させることが必要である。
2. 協力的態度を示すか、または反対態度示さないもの
　このようなクライアントは、第 1 に自分の経営の恥部を見られたり、知られることを非常に不安に思っている。この場合には、相手に不安感を与えぬように配慮することが必要である。第 2 に、他院の悪口をいったり自分の自慢話をして、自分の野望を話し、その結果、可能性の少ないことを告げられると、簡単にコンサルタントの反対者になるクライアントである。このようなタイプにはあまり深入りしないほうが安全である。第 3 に、心から協力するタイプ、この場合は通常のアプローチで良いと思われるが、その中で、合理化病や管理病にかかり視野が狭くなっているクライアントも少なくないので注意が必要である。

3.　歯科医院の問題を理解し対応する

　歯科医院経営上の問題は、前述している通り、保険点数の不採算、つまり収支差額が低いという問題である。次に、競合・競争歯科医院の存在、つまり、患者の減少である。これには、マーケティングの導入が必要である。つまり、医療の質、量の向上、患者ニーズの医療提供、人的サービスの向上、広告、広報、口コミ、ホームページの活用、患者満足度向上の努力等が挙げられる。以上のまとめは図27に示している。

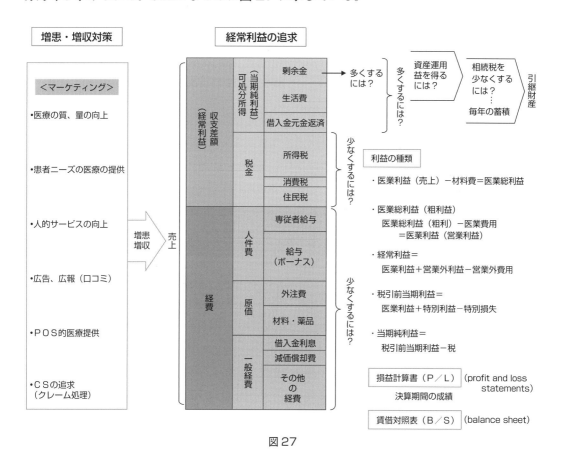

図27

4.　歯科医院の院長のタイプを理解し、対応する

　「歯科医院経営の発展系」のところに示したように、歯科医院を取り巻く環境が厳しくなろうとも、約10％から20％の歯科医院では常に良好な経営が続いている。

　これらの歯科医院における院長、つまり管理者はどのような管理者行動、換言すれば「経営」をしているか興味のあるところである。そこで、少し古くなるが、平成9年11月14日〜12月15日にかけて、北海道歯科医師会開業会員に対し、アンケートをとり、その結果をもって実証研究を行なった。アンケートの回収率は低かった（23.7％）が、485の有効サンプを得ることができた。

　そこで、分析した結果、歯科医院医長の行動のパターン化により、それぞれの行動の特徴を捉えてネーミングしたところ、1. 成り行き型、2. 業績評価型、3. 状況順応型、4. 個人プレイ型、5. チームプレイ型の5つのパターンを得ることができた。この中で一番パフォーマンス（医業収益、患者満足度志向）が良かったのはチームプレイ型であった（チームプレイ型＞個人プレイ型＞状況順応型＞業績評価型＞成り行き型の順であった）。

　したがって、院長の管理者行動によってパフォーマンス（医業収益と患者満足度志向）が影響を受けるということがわかった。

　そこで、経営を良好にするためには、パフォーマンスの高くなる管理者行動に行動変容することが求められる（図28）。

(1) チームプレイ型（従業員と共にパフォーマンスを高めようとするパターン）行動の特徴：
　医業収益が5型の中では一番多く、従業員も多い。また、従業員一人当たりの売上も多い。初診患者も一番多い。チームプレイ型の中でもネットワーク行動が高くかつ、リーダーシップ行動がうまく行なわれている組織ほど、パフォーマンスが高いことが示されている（図28）。

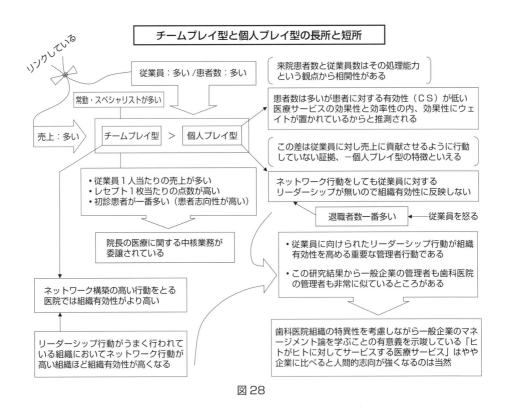

図28

(2) 個人プレイ型（院長を中心にパフォーマンスを高めようとするパターン）行動の特徴：
　一方、個人プレイ型は医業収益も従業員数も多い方であるが、チームプレイ型と比べると

若干少ない。しかし、統計的に有意差が示されている。また、従業員を怒る傾向があり、退職者数が一番多い。さらに、個人プレイ型は、患者満足度が低い傾向がある（腕が良いが、患者に対する説明不足、無愛想な傾向がある）。また、ネットワーク行動はしているが、リーダーシップ行動が弱いので、パフォーマンスを高めるためには有効な行動となっていない（図28）。

(3) 状況順応型（すべてそこそこに努力しているパターン）行動の特徴：

最小規模の組織が現在の環境で生き残れる最小の適応力を持っている。患者満足度を高める努力は、チームプレイ型の次に強い。患者数、医業収益も中間の位置を示している。

(4) 業績評価型（レセプトの点数等、書類をチェックする時間が多いパターン）行動の特徴：

来院患者が一番少ない。退職者の割合が一番多い。この理由は、歯科医院としての魅力が無く、歯科医療提供に特徴を有していないということがいえる。また、院長の人間的魅力が弱く、さらに、仕事の中に従業員が生きがいを見出すような労働環境を作っていない。だから、退職者の割合が多くなる。

(5) 成り行き型（マネージメントを特に考えないパターン）行動の特徴：

特にマネージメントを考えなくても患者が来院した時代を経験している院長で、日々の診療を担々しているだけ。したがって、時代の経過とともに衰退していく型と考えられる。

5. リスクマネージメントの必要性

昨今、インプラントの使い廻し事件、インプラントによる医療事故等に対し、デンタルバッシングと思われるようなマスコミ報道が時に見られている。それによる患者の受診控え等も時に起き、歯科医院経営に少なからず影響をおよぼす要因となっている。特に当事者は今までに蓄財したものを、それによって失う事もあり、いわゆるリスクマネージメントについてもコンサルタントの大きな仕事となる。

(1) リスクマネージメントとは

仕事における危険な存在をあらかじめ調べ、その予防策を立てたり、不幸にして事故が発生した場合の事後処理を考えて、歯科医院を経営上のリスクから守ろうとする行為である。そのためには、リスクの管理が必要であり、①予知、②予防、③緊急対応、④事後対応、⑤発生予防が重要である。

(2) リスクマネージメントの第一は患者不満足を作らない体制が必要である。

武田哲夫（1999）氏によれば、不満の顧客をそのままにしておくと１年間で約40人に対しマイナスの広告をする事が実証研究で調べられている。したがって、患者満足向上を院長、従業員一同徹底する必要がある。また、最近は「100対0」の要求をする患者が少なからずおり、従来のように、患者が十分に納得する場合を100とすると、患者を満足させる要素の

一つが 60 しかない場合、他の要素がいくら良くても、全体としては 60 の評価しかないという理論だけでなく、他の要素がほぼ 100 でも「痛み」等の現象を与えてしまうと、評価は「0」になるという現象が起きてしまう事がいわれている。

（3）医療の質を高める努力

　患者に満足していただくためには Donabedian（1919 - 2000）の医療の質を評価する 3 つのポイント①医療の構造的側面、②提供過程、③結果的側面を大事にすることである。また、インフォームド・コンセントを必ず実施する事も大切であり、しかも、患者の同意は必ず文章で頂いておくべきである。

（4）各歯科医院に「医療安全委員会」の設置、「医療事故防止マニュアル」、「院内防止マニュアル」、「医薬品の業務手順および緊急時対応マニュアル」を持たせる事が大切である。

　以上のことから、来院患者が少ないのは、院長の管理者行動に問題があると考えるべきである。また、従業員が思うように働かないのは、院長に人間的魅力が無く、働きがいのある仕事の与え方や、職場環境を整えていない場合が多い。したがって、チームプレイ型のように、普段から従業員との信頼蓄積を大事にし、自院の目標を明確に従業員に示し、リーダーシップを発揮することが大切である。また、新しい治療法、新しい機械、器具にも興味を持ち、必要があれば導入するという革新的志向（イノベーション的志向）が要求される。さらに、経営に必要な情報や大学、学会、研究会等とのネットワークを大事にし、また、他科の先生方等との連携を密にする志向性が要求される。このチームプレイ型の最大の特徴は、従業員を信じて、院長の仕事を委譲していくことにある。そのためには、マニュアル等による標準化や、質の高い分業の仕方、院長の統合や調整についても、院内の研修等を通じて徹底しておくことが重要である。歯科医院で起こるすべての問題は、院長である管理者行動が関係していることを肝に銘じるべきである。以上は、コンサルタントはもとより、院長自身が問題点を見い出し、そこから改善案を考え、意識改革、行動変容をするためのヒントである。

　以上、第 1 章では、歯科医院経営の現状と問題点を把握し、その上で、歯科医療の特徴、そして、今後の可能性についても理解していただいた。また、歯科医院の 85％から 95％の収入源である医療保険制度の理解と、開設・管理者は、歯科医院の全責任者であるという自覚の必要性を解説した。最後に、歯科医院のコンサルティングの視点についても解説した。これらの基本事項をベースに、第 2 章では、歯科医院の開業支援、第 3 章では、歯科医院の経営改善支援、そして、第 4 章では、人事管理と労務対策について解説してある。最後の第 5 章では、歯科医院の事業承継を扱っている。これらによって、一通りの歯科医院のコンサルティングの中級としての知識と技術をマスターできるものと考えている。

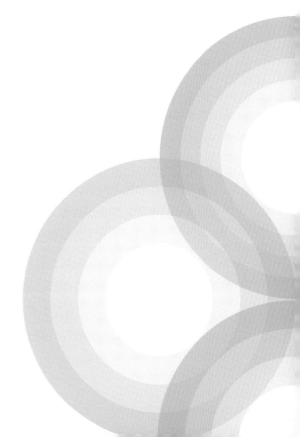

第 2 章

歯科医院の開業支援

歯科医院の開業支援

1. 開業支援にあたって

(1) 開業スケジュールの概要

　開業では、よい立地の開業場所を探すことが最重要である。できれば 2 年程度をかけて慎重に選びたいが、残念ながらすでに物件を決め契約してからの相談も多く、開院間近になって切羽詰まってから相談に来るなど時間的に充分な余裕がないケースが多い。

　経営コンサルタントは開業の相談を受けたら、概略次のようなステップで経営支援を始める。①開業意思決定 →②開業の意思確認→③開業場所の探査開始（1 年以上前から）→④開業の理念の立案→⑤候補地の立地選定（3 候補ぐらいまで絞る）→⑥開業の事業計画試算→⑦必要調達資金の試算→⑧資金計画の立案→⑨借入交渉→⑩建築・内装工事（テナント 6 か月前・住居兼用の新築は約 1 年以上前）→⑪人材募集（歯科衛生士 4 〜 6 か月前から募集開始、歯科助手・受付は 2 か月前で十分）→⑫印刷デザインとホームページ作成（3 〜 4 か月前に契約）→⑬採用・研修開始（1 か月前）→⑭ポスティング＋タウン誌広告（2 週間前）→⑮内覧会（3 日前から・予約取得）→⑯開業・診療開始。

　以下、この開業スケジュールに沿って、実施事項を解説する。

(2) 開業支援にあたっての心得

　歯科医師から開業の相談を受けた場合、甘い考えで漠然と成功すると考えているケースが多いので注意する必要がある。例えば、大型医療法人の勤務医で 35 〜 40 歳、年収 1 千万円程度になると開業を考える歯科医師が多い。しかし、開業の借入返済と予想売上を考慮すると当面の手取りは勤務医の時から比較すると激減する。住宅ローンを抱え、小さな子供がいると生活は苦しくなる。さらに、衛生士の採用も難しく労務管理の苦労も始まる。それでも「先輩が成功しているので自分も成功するはずだ」と何の根拠もなく信じているケースが多い。特に、大型医院の勤務医の場合、患者が集まるのを自分の実力と勘違いしているケース

がある。そこで、開業したら今の患者数は期待できないことを説明しておく必要がある。開業は一つの手段にすぎないことを説明し、開業のリスクと歯科界の現実を家族に説明したうえで、それでも決意が変わらないことを確認する必要がある。後日のトラブルを避けるため、当日の説明は説明書として文書に残しておく。そして、本人の技術力や経験、資金調達などから成功する可能性を見極めながら支援を開始する。むやみに引きうけるのではなく、自己資金がない、壮大な計画を持ち過ぎているなど、明らかに無謀と考えられる場合は、コンサルタントとして説得も必要となる。ただし、引き受けた場合は、成功できるように最後まで最大限の支援を尽くさねばならない。

(3)　開業相談時に確認すべき事項
　・出身大学、専攻、経歴など。
　・開業を希望する場所とその理由
　・テナント開業か自宅開業のどちらを希望しているか
　・家族構成、子供の年齢、両親の職業、親族の財産、資金調達方法など。
　・勤務先医院の特長、勤務先で 1 日に診療している患者数や保険点数、自費金額（保険 25 万点、自費 100 万円程度の売上がなければ開業は厳しい）、自信のある診療、SJCD（日本を代表する審美歯科の研修機関）やインプラントの研修実績、留学など。
　・自己資金（最低 500 万円。最低でも 5 千万円以上かかるため）。
　・両親や親族からの借り入れ可能性と金額、担保物件、保証人など。

2.　開業支援の手順

(1)　開業理念を策定する。
　なぜ、どんな診療所を経営したいのか開業の理念を明確にする。自分が歯科医師をめざした理由、どうしてこの地域で開業しようと考えたか、立地選定の理由、将来目指す歯科医院の姿などを固める。その際、前職での経歴や、得意な診療技術など、患者が集まりそうな強みを表現する。これを加工して金融機関に提出する事業計画書の一部とする。

(2)　立地選定
　立地選定に先だち、都会か地方か、都心か郊外か本人の希望を確認しながら開業予定地を検討する。第 1 章でも述べられているように、歯科医師の数は年々増加しており、成功するためには開業場所の選定が重要であり、人口 10 万人当たりの歯科医師数が多い東京 23 区内や福岡、大阪など都府県の中心部、歯科大学のある県や市はなるべく避けた方が賢明であろう。また、日本創世会議が 2014 年に発表した消滅可能性都市に該当していないか、さらに

2040 年、2050 年の人口減少と高齢化の推移予測などを調べる必要がある。30 年先といっても 35 歳で開業すれば 65 歳であり、その時代のなかでも存続しなければならないからである。そして、開業候補地を選んだら、その地域の環境変化を調査する。具体的には、開業候補地域の人口動態、他の歯科医院との競合状況、地元の産業の状況などである。特に、地域の交通網の整備計画は人の流れや町の発展性を大きく左右するので要注意である。さらに、街のライフステージに留意する。高齢化が進み人口が減少している地域は将来性があるとはいえない。就学児童の増減にも注目する。小学校の近くで、保護者が通いやすい場所は有力な新規開業地である。次に、診療圏調査を行う。その際、障害物や競合に留意する。また、コンビニの開店を参考にする。コンビニは 7 年で収支を計算しており、コンビニ同士の競合で敗退した跡のテナントは歯科医院の立地としては有望であることが多いためである。

	都心開業	郊外開業
患者層	サラリーマンとOLが中心。デンタルIQが高く軽症のC処、P処が中心。大型の欠損補綴はあまりない。 審美性を重視し自費率は高い。	子ども、主婦、高齢者が多く、補綴、C処P処など幅広い治療。保険が主体。 待合室の居住性や説明などを重視する必要がある。 欠損補綴ではインプラントなどの大型のケースが期待できる。
特徴	・家賃と人件費が高額である。 ・昼休みと午後5時以降に患者が集中し、その間の時間帯はチェアが埋まりにくい。午後5時以降は急患が多い。 ・土日は付近に人通りはないため、インプラント手術などに充てる。 ・都会でも訪問歯科診療のニーズはあるが訪問先での駐車場の確保が課題となる。 ・定期予防型歯科医院にしても、患者の来院時間の偏りは変わらない。 ・ビジネス街では女性患者が少なく、継続的に来院する患者を確保しづらい。	・家賃は比較的安いが、自宅開業の場合は借入れが多くなり、返済負担が長期化する。 ・朝から高齢者、午後は子供や主婦が来院する。夜は帰宅途中のサラリーマンやOLも来院する。 ・土日開業すれば、ＯＬやサラリーマンなど休日にしか来院できない患者が来る。 ・訪問歯科診療を開始する余地がある。 ・定期予防型歯科医院を展開できる可能性が高い。 ・郊外では、女性患者の割合が60％程度になり、継続的に来院してくれるので経営の安定化につながる。
開業形態	・テナント開業。駅に近いなど利便性の高い場所は家賃が高額である。 ・基本的に15年程度の開業ローンになる。 ・土地を購入しないため、自宅開業より少ない資金で開業できる。 ・居抜物件を選ぶことができる。 ・事業承継で開業できる可能性がある。	・自宅開業。あるいは駅前のテナント開業。 ・自宅開業の場合は35年の住宅ローンを活用できる。 ・駐車場とある程度の面積を確保するために初期費用が高額になる。 ・良い居抜物件はあまりでてこない。

図 1

(3)　郊外か都心かの選定

　開業候補地を考えるとき、郊外の物件か、都心の物件のどちらにするかを検討する必要がある。歯科医師は勤務している歯科医院に似た立地で探そうとするが、都心は激戦区が多く、「買回り品」的な専門的歯科医療を行う歯科医院でなければ避けた方が懸命である。ただし、老朽化した歯科医院ばかりの地域は、新規開業によって地域の若い患者層を集患できる可能性がある。そのため事前の現地調査が重要である。都心と郊外のメリットデメリットを比較すると、一般的には図１のようになる。

(4)　地域の変化状況の把握

　開業候補地を選定したら、次の状況を把握する。

・自治体の広報やホームページ、国勢調査結果などから、人口統計データや世帯数、5歳刻みの男女別年齢別人数の変化を把握する。特に地域人口の伸び率に注目する。
・地域の医療需要の調査を行う。厚生労働省の患者調査、総務省の国民生活基礎調査などから、地域の歯科医療の受療率を推定する。
・厚労省の都道府県別や主要都市別の歯科医院数の推移データなどを把握する。
・交通網の将来延伸計画やニュータウンなどの整備計画を把握する。

(5)　競合医院の把握

　歯科医院は地域密着の医療機関である。そのため地域の患者動向の影響を直接受ける。患者の70％が来る地域のことを診療圏調査でいう一次診療圏という。このエリアはマーケティング対策の主な対象領域になる。一般の歯科医院はいわゆる「最寄品」であり、診療圏は徒歩か自転車で行ける範囲である。都心では地下鉄の駅間距離は約250ｍ、通常は半径500ｍ、車による移動が主体の郊外では半径約4km、車で10〜15分のエリアである。インプラント専門医や矯正歯科など特殊な専門治療を行う歯科医院は「買回り品」であり、診療圏は一般の歯科医院の3倍〜5倍程度に広がる。駅前立地の場合は鉄道を利用して20分程度の距離まで、高速道路のインター近くや国道沿いの立地では診療圏が車で30分のエリアまで広がる。このエリア内の競合歯科医院の所在、患者動向の変化が最も重要な情報の一つになる。

(6)　開業の診療圏調査

　開業の場合と、経営改善の場合で診療圏調査の方法が異なる。開業の場合は、まず半径3〜4km程度の地図に半径500ｍの円を描き、4つ程度に区分する。そして、既存の競合医院の所在地を黒の☆などで表示する。

　そして、必ずコンサルタントが足とカメラを使って現地を歩き、圏内の歯科医院との競合

状況や商業施設、団地、住宅街、歩いている住民の年齢層、駅からの人の流れ、幹線道路からの車の流れと距離、駐車場の停め易さ、などの情報を肌で収集し、写真を撮影しておく。診療圏内の主たる競合医院を特定し、外観や看板、立地条件、休日診療の有無、診療時間、規模などを比較する。競合力の強い著名な大型歯科医院が半径4キロ圏内にいないかなども見ておく。この情報を看板や外観の計画、駐車場計画などに生かす必要がある。

(7) 診療圏調査の手順

　診療圏調査の手順は次のとおりである。業者やノンバンクで、依頼すればパソコンソフトを使って簡易分析をしてくれるところがあり、参考データとして活用する。さらに、依頼人との共通認識を得るほか、より正確な情報を入手するために、コンサルタントが基本データを調べておき、依頼人の休日に一緒に手作りすることが望ましい。

手順1.　開業したい地域の地図を購入する。

手順2.　半径500mの円を描き、4つ程度のエリアに区分する。

手順3.　競合する歯科医院を地図上にプロットする。

手順4.　各エリアの町名ごとに人口を記入する。

手順5.　エリア内の歯科医院1軒あたり人口を調査する。

手順6.　大きな川、鉄道、道路などがあると診療圏が切断されてしまうので、実際の診療圏と考えられるエリアに着色する。

手順7.　ストリートビューで競合医院の外観と看板、立地条件および診療科目をチェックし、ホームページで診療内容、休日診療の有無、院長の経歴、スタッフ、経営規模等をチェックして競合力を評価する。

手順8.　このエリアのなかで大型の団地やマンションや企業のビルや工場など患者が多くいると想定される施設をマークする。

手順9.　エリアの中で、小学校・中学校の場所を候補地からの距離を把握する。

手順10.　候補のなかから最も将来性があると感じられる立地を選定する

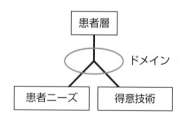

(8) 開業のドメインとポジショニングを考える

　開業戦略を考えるとき、自医院がどの市場を狙うのか、軸足を置く場所を設定する必要がある。これをドメインという。院長の得意な技術、開業地域の患者層、考えられる医療ニーズから絞り込む。例えば、審美歯科にするのか、美容歯科なのか、歯周病を中心とした予防型の歯科医院とするか、インプラントを中心にするか、歯列矯正の専門医院にするのかなど

である。

(9)　物件の周辺調査

　診療圏調査から物件を絞り込んだら、現地を訪問して次の項目を調査する。

①地域で駅から一番便利な歯科医院はどこか？

②一番駐車場が大きな歯科医院はどこか？

③一階で開業している歯科医院はどこか？

④看板が目立つ歯科医院はどこにあるか？（医院前、野立て看板、駅、電柱など）

⑤地域でもっともレセプト枚数が多そうな医院はどこか？

⑥もっともユニット数が多そうな医院はどこか？

⑦ドクターや歯科衛生士の数が多い医院はどこか？

⑧近隣の歯科医院の自費の値段の水準はどうか？

(10)　物件の調査

　候補となる物件が決まったら、現地調査を行い次の項目を調査する。

①一階の物件を選ぶ。一階と二階では来店率に数倍の違いがあるためである。

②人の流れに留意する。朝夕の通勤時間帯と午後の時間帯に度数計で計測する。駅前でも人が流れてこない場所があるので注意する。

③入口が明るく広い物件を選ぶ。女性患者が安心して来院するからである。

④間口が狭く急な階段の物件は避ける。女性患者が避けるためである。

⑤テナントの場合、天井高は最低2400㎜必要。配管のために150㎜〜300㎜床上げするためである。

⑥郊外は駐車場の確保ができること。患者用はユニット数＋1台、さらに従業員用の駐車場が確保できるかどうかを確認する。

⑦駅から傘が要らない物件は歯科衛生士など従業員の募集にも有利である。

⑧「ここがラーメン屋なら気軽に入れる」と感じる物件を選ぶ。

（11）居抜き開業か新築開業か

　居抜き開業か新築開業のどちらにするかを考える必要がある。歯科医院の廃業が相次ぎ、居抜き物件があふれている。居抜きは業者が勧めてくることが多いが、基本的には、居抜物件は前の歯科医院のイメージが強く残るほか、もともと立地のよくないケースが多い。ただし、強気で価格交渉ができるため初期投資を抑えることができる。

　看板や外装、ホームページなど、以前の歯科医院のイメージを払しょくするイメージ変革と総合的なマーケティング対策を実施すれば、繁盛歯科医院にすることは可能である。それぞれのメリットとデメリットを整理した（図2）。

	居抜開業	新築開業
メリット	・患者数やレセプト枚数などの資料があり予測を立てやすい。 ・継続患者がおり当初から一定の集患が期待できる。 ・開業資金を抑えることができる。 ・従業員を継続雇用できる可能性が高い。技工所や調剤薬局などのネットワークも活用できる。	・建築計画、外観、内装など自分のストアコンセプトを最大限に表現できる。 ・医療設備も新調するので信頼性が高い。 ・メディカルビルやメディカルビレッジなど集患効果の高い物件を選定できる。 ・自宅兼用の場合は、住宅ローンの低利融資を資金調達に活用できる。
デメリット	・閉鎖理由に患者数激減や競合激化など問題を抱えている可能性がある。 ・医療設備がメーカー保証を受けられない。 ・内装や外観が自分のストアコンセプトと違っていることがある。 ・従業員の人件費が高すぎて継続雇用できない場合がある。	・新しい場所での患者数ゼロからの開業であり事業リスクを負う。 ・ユニットなど高額医療機器の調達、外装、内装工事費など初期投資が高額になる。 ・従業員の募集などに時間がかかる。 ・医薬材料、技工所、調剤薬局など、新たにネットワークを構成する必要がある。

図2

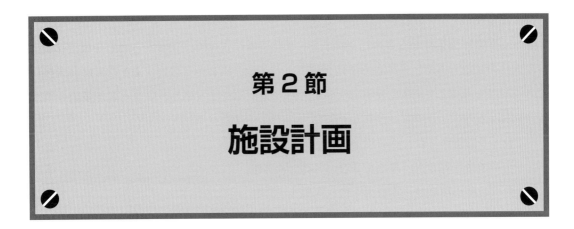

第2節

施設計画

1. 概略施設計画を策定する

(1) 業態を検討する

その場所ならどんな歯科医院なら成功できるかを検討する。必ずしも自分の理想通りの医院が作れるとは限らない。立地にあわせて自費中心の高級医院にするのか、あるいは保険中心の庶民的な医院にするのか、小児歯科にするのか、インプラント中心にするのかなど、どんな業態で開業すれば成功できるのかを検討する必要がある。業態によって医院の外観や内装計画などが違ってくる。例えば普通の歯科医院では大理石など豪華な内装は不要である。逆にベニヤ板に壁紙では高所得な患者は集患できない。小児歯科では子供が泣いたり暴れるので、落ち着いた診療を受けたい審美歯科や自費の患者は来院しにくい。

(2) ストアコンセプトを明確にする

どんな歯科医院なのか、どんな歯科医院を目指すのか、ストアコンセプトを明確にする必要がある。そのために、経営理念・診療方針を具体的に表現できる看板や内外装を工夫する。特に待合室や診察室のインテリアは重要である。医院のパンフレットや診療のしおり、待合室に掲示するポスターなども、全体の雰囲気を考慮して作成する。

(3) 建築工期

建築・内装工事は、テナント開業の場合で2か月、新築の場合は鉄筋コンクリート造で1年、プレハブでも9か月は見ておく必要がある。居抜物件の場合は、内装が新しければそのまま使える場合がある。基本的には壁紙、天井の張り替え、場合によっては床材の張り替えなどが必要になるが、工事期間が長くなり休診が長くなると患者が離れるので、連休などを活用して2週間程度でリニューアルを終える必要がある。

（4）医院規模

　ユニット数は開業時から3台以上にする。予防管理によって開業時から患者を維持することが成功の秘訣である。最初から予防管理用1台、診療用2台を確保する。さらに将来の増設スペースを考慮しておく。それまでは、ゆったり配置やキッズルームなどにして有効活用する。

　　・4台：予防管理2台、診療用2台（医師1人体制）

　　・5台：予防管理2台、診療用3台（医師2人体制）

　　・6台：予防管理2台、診療用4台（医師2人体制）

2. 建築計画のポイント

（1）駐車場計画

　駐車場は郊外立地の場合は不可欠である。台数はユニット台数＋1台を確保したい。また従業員用に近所に借りておく必要がある。駐車場の設計は、女性に入りやすくすることが重要である。幹線道路に接道するよりも1本入った道路から進入できるようにすると女性にも入りやすい。またバックで駐車するほうが停め易い。駐車スペースは1台でも多く確保したいところであるが、むしろ幅を広めにとり女性患者に停め易くするほうが患者を確保できる。図3は最小限必要なスペースである。

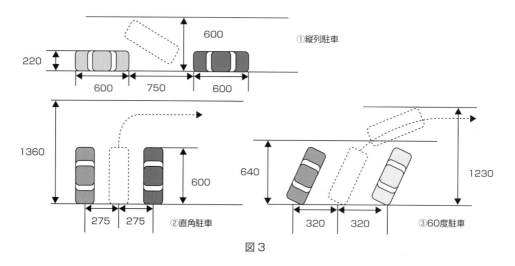

図3

（2）外装計画

　新築開業の場合は、外装計画が重要である。外からみてストアコンセプトが明確に分かるようなデザインにする。小児歯科であれば、明るい色彩でキッズコーナーが見えるなど、一目で入りたくなるような工夫が必要である。

(3) 内装計画

　最近は、美容院のようなコンセプトの歯科医院が増えているが、インテリアに費用がかかりすぎるほか、頼りないイメージを与える危険がある。このため、待合室と診察室でコンセプトを分けることも検討する（図4）。

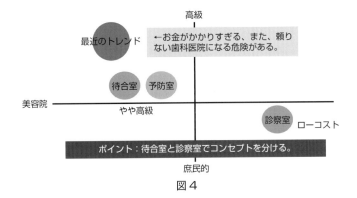

図4

①待合室はくつろぎと癒しのコンセプトで「やさしい」「痛くしない」を表現する。色使い、デザインだけでなく、家具や掲示物も工夫する。郊外では狭くてよいので必ずキッズコーナーを設置する。

②一般歯科の診察室は「腕の良い外科医の手術室」のコンセプトで「頼れる」歯科医院を表現する。清潔感を演出する。床の材質は長尺シートで充分である。

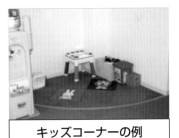

キッズコーナーの例

③ただし、予防歯科の診察室は「白い歯が欲しくなる歯の美容室」のコンセプトとしてアメニティを重視し、「頼れる」「やさしい」「痛くしない」を表現する。

(4) インテリアの色彩を考える留意点

①色彩は小さなサンプルで決定すると実際と違うことが多い。できるだけ大きなサンプルを見る、パースを書いてもらう、あるいは展示室などに出向き実物を確認する。

②実際の色は、光沢や素材、透明感で左右される。

③色彩によるイメージの変化を活用する

　・暖色系は親しみやすさと安心感のある雰囲気を与える。

　・寒色系は落ち着きや個性を演出できる。待ち時間を短く感じさせる効果もある。このため、狭い医院では、寒色系の色彩として「色の後退感」を利用し圧迫感を軽減する。

（5）照明計画

　照明は次の3つに分けられる。

1. ベース照明：院内の基本的な明るさを得るための照明。全体照明。
2. 重点照明：必要な部分だけを重点的に照明し、院内の雰囲気を作る。機能照明。
3. 装飾照明：器具や家具などを装飾的にみせ雰囲気やイメージを形成する。

　　照明の方式は、次の3通りがある。

1. 直接照明：光源が直接照明する方式。
2. 半間接照明：主に天井方向を照らし、床にはわずかに光があたる照明。あるいは半透明のガラスやアクリルなどで照射する方法。
3. 間接照明：天井や壁を照射した反射光で照明する。ムードを高めることができる。

（6）エントランス、玄関照明

　エントランスや玄関付近は、照明を他の場所より、一段階から2段階明るくする。

　特に、玄関回りは、置き看板や吊り下げ看板に明るい内部照明を入れて目立たせ、認知効果を最大化する。2階で開業している歯科医院では、階段上の踊り場に明るい内部照明付きの置き看板を設置する。こうすることで2階に歯科医院があることが分かるほか、階段が明るくなり、広く、近く感じる。女性患者も安心して来院できる。

（7）待合室の照明計画

　待合室で落ち着いた雰囲気を出すには、次の方法が効果的である。

1. 天井照明はダウンライトにする。節電のため LED を活用する。
2. 間接照明を多用する。比較的安価にイメージを高めることができる。
3. トイレは待合室よりも明るくする。清潔感を強調でき清掃も行き届くためである。

（8）診察室の照明計画

　診察室の清潔感を強調するには、次の方法が効果的である。チェアのライトがあるので患者の口腔内は明るいため、作業の安全性と清潔感の確保を目的とする。

1. 天井は蛍光灯の直接照明ではなく、半間接照明とする。
2. 間接照明（白色蛍光灯）を保管庫などの上に設置し天井　　を照らす。天井が白く輝き清潔感が増す。
3. ダウンライトやスポットライトで暗がりをなくす。
4. カウンセリングコーナーには白熱灯を設置し、落ち着いた雰囲気とする。

（9）院内配置計画のポイント

1. ユニットは個室的に配置して患者のプライバシー確保と感染予防に配慮する。

2. カウンセリングコーナーを設置する。

3. 医師や従業員の動線に配慮する。

4. バックヤードが患者から見えないようにレイアウトを工夫する。

5. できればチェアを窓に向けて設置し、患者が外を見られるようにする。

6. ユニットを含め、色彩の種類を少なくし、清潔感を高めながら、基調とする色彩は待合　室と統一する。

7. 従業員のユニフォームも内装カラーとコーディネイトする。

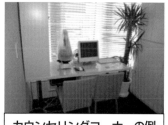
カウンセリングコーナーの例

（10）個室にするか、個室タイプにするかの検討

　最近は患者の感染予防に対する関心が高まっており、タービンの飛沫に対する警戒感を持っている。また、近所の人や会社の同僚に見られたくない、あるいは女性は男性に見られたくないなど、プライバシーの確保についての要望がある。このため、間仕切りの設置は不可欠である。

　このとき、個室にするか、間仕切りを設置した個室的な配置にするかの選択が求められる。結論からいえば、「個室的にする」方法を勧める（図5）。

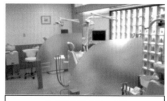
個室的配置の例

	個室	個室的配置
長所	①患者のプライバシーが完全に守れる。会話も聞こえない。 ②感染予防も完璧である。 ③落ち着いた雰囲気で診療できる。 ④高級感の演出が可能で自費を増やしやすい。 ⑤ホームページなどで「個室」をアピールでき差別化できる。	①患者のプライバシーは守れる。 ②感染予防も間仕切りの高さによって可能である。 ③院内の全体を見渡せ、従業員の配置状況が分かる。 ④スペースを有効に活用できる。 ⑤医師や従業員の動線がよい。
短所	①広いスペースが必要になる。（個室的配置より1台少なくなる） ②院内が見渡せず、従業員の所在が分かり難い。 ③従業員の動線が悪くなる。	①会話が隣の患者に聞こえる。 ②高級感は出しにくい。 ③動線によって他の患者に顔を見られる可能性がある。

図5

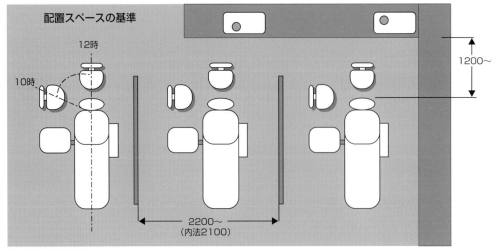

図６　　　　　出典　永山正人「歯科医院経営のすべて」

(11) 診療スペースの基準（図６）

　ユニットの内法は2,100㎜を確保したい。2,000㎜でもスピットン側にアシスタントが入ることができる。大丈夫である。ユニットのヘッドレストとキャビネットの間は1,200㎜を確保しておく。

(12) 予防室設置の条件

1. サイズ：予防室は、基本的に担当歯科衛生士が一人でケアをするので、診療室より幅を狭くすることができる。ユニットにもよるが2,000mmから最低1,900mmあれば十分である。

2. 工事費：予防室は診療室とコンセプトを分け、落ち着いた雰囲気とする。ローコストで見栄えのよくなる設計が重要である。

3. チェアの選定：基本的に非力な女性歯科衛生士が１人で使うので器具の取り回しのしやすさが重要である。デザインと使い勝手は両立が難しいので、従業員の意見を聞きながら選定する。

4. プライバシーの確保：患者は落ち着いた環境でケアができると長く通院してくれる。そのためには隣から顔が見えないことが重要である。個室にする必要はないが、間仕切りは不可欠である。

5. 待合室も予防と診療で別にする：歯科に通院する患者さんは多少の劣等感を持っていることが多い。予防の患者には優越感を与えるのがポイントである。スペースに余裕があれば予防と診療とで待合室を分けることも検討する。

(13) 医療設備計画のポイント

　患者に信頼感を「見て感じてもらう」ため、素人にも分かりやすい高度医療機器を装備する。 ただし、開業時は投資収益の観点から十分に絞り込む必要がある。

①デジタル口腔内カメラや位相差顕微鏡は、日頃見ることのない自分の口腔内や細菌を患者が見て治療の必要性を感じることができ、説明時の納得性が高くなる。

②デジタルレントゲンは放射線被爆量が少なく、患者への健康配慮を訴えることが可能である。価格も低下している。開業時のコストを抑えたい場合はCTではなくデジタルレントゲンとしておく。

③診療ユニットの差は患者には伝わりにくい。このため、「当院ではドイツ製の歯科用ユニットを導入しております。切削能力に優れ、患者の痛みを最小限にしながら正確な治療ができる、世界最高水準の医療設備です。」など、待合室に掲示して差別化を図る。

④レーザーは口内炎治療に保険収載された。日頃から一般の生活者が先端技術として聞きなじみのある機器であり、院内での掲示物などのPRによって大きな効果を発揮する。ただし開業当初はコストパフォーマンスを考慮して機器を選定する必要がある。

⑤ビジュアルマックスやデンタルXなどの画像装置→口腔内をビジュアルに見せる。過去の記録画像と比較して治療効果を見せる。

⑥ダイアグノデント→初診の際に先進医療のイメージを与える。初期う蝕に対する患者の納得性が高くなる。保険収載されている。

⑦CT→インプラントや口腔外科を中心に診療をする医院の場合、最初から装備を考える必要がある。智歯の抜歯や3根管以上の根管充填などで保険収載されており投下資本を回収可能である。特に埋伏歯や根尖病巣の診断などに威力を発揮し診断能力が飛躍的に高くなる。約1千万円～2千万円と高額であるが、地域の患者に「診断能力が高い」と認知され開業時から集患しやすくなる。

⑧マイクロスコープ→精度の高い歯内療法や形成に欠かせない器具となりつつある。価格は200万円～1千万円と開きがある。資金に余裕があれば開業時から装備しておきたい。

⑨超音波スケーラー→歯科衛生士の診療効率を高めるため、予防用チェアには装備しておきたい。

⑩口腔内カメラ→保険算定できる。患者に視覚的に治療効果を見せることができる。2台以上装備して全患者を撮影したい。

⑪DACユニバーサル→全自動のハンドピースの滅菌装置である。作業効率が高くなるために開業時から装備しておきたい。

⑫クラスBオートルーブ→ヨーロッパ基準を満たす滅菌器である。感染リスク低減をアピールするため開業時から装備しておきたい。

⑬ウォッシャーディスインフェクター→洗浄消毒装置である。高圧で洗浄し 80 度以上の高温で消毒するため、院内感染リスクを防ぐことができる。

⑭口腔外バキューム→開業初から外来環境加算を算定するために必要である。院内の空気感染を防ぐことができる。

⑮ AED →外来環境加算の算定に必要である。万一のショック等に対応することができる。

(14)　基本的に院内は土足とする

　院内は、待合室、診察室ともできるだけ土足とする。これは、歯科医院は玄関の上がりカマチが 15cm から 30cm 高くなっており、高齢者が履物をはき替えるのが苦痛だからである。手すりなどを設置しておかなければ転倒のリスクもある。また、若い女性は冬はブーツで脱ぎにくく、夏は素足で皮膚病の感染リスクを敬遠する傾向があり、スリッパの場合はそれだけで患者満足度を下げてしまう。冬期に積雪のある地域で、融雪期に泥を上げないためスリッパにせざるを得ない場合は、紫外線殺菌装置などを導入し、さらに受付でアルコール消毒をするなど、スリッパを清潔に管理し、それを患者に見せる工夫が必要である。

(15)　土足化のポイント

　土足化するには、待合室の床をタイルカーペット仕様とする。また玄関と上がりカマチに吸着性のマットを敷いておくだけで診察室までほとんど泥や汚れはあがらない。チェアも土足のままあがっていただく。ただし、チェアの足元部分にビニールを巻いて汚れを拭けるようにしておく必要がある。

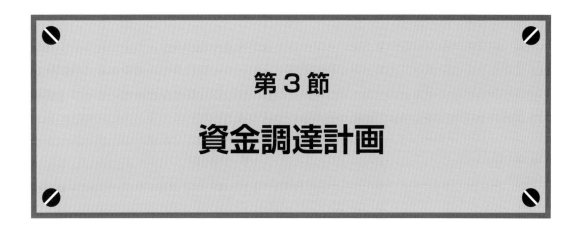

1. 事業収支を計画する

　開業の長期的な事業収支を計画する。医療設備や運転資金は 7 年間、建物は 10 ～ 15 年間の借入になるので 15 年程度の事業収支を検討しておく。これを加工して銀行提出用とする。

①家計を含めた 20 年程度の長期事業収支を作成する。自分の人生設計を確認する。

②3 年～ 5 年間の中期事業収支を詳細に作成する。

③土地建物購入資金計画。どこまでなら無理なく買えるかを確認する。

④建築工事費計画。どこまでなら資金をかけられるかを確認する。

⑤医療機器調達計画。なにを、どれだけ買えるか、リースできるか確認する。

⑥運転資金計画。家賃の支払い、従業員の給料・賞与、自分の生活費を考慮して必要なキャッシュフローを計算する。最近は初診患者が貼りつきにくいため 10 か月分の運転資金を確保することをお勧めする。※半年で廃院になった例もある。

（1）資金計画のポイント

　投資は、年間返済額の元利合計が、減価償却費と税引き後利益の合計額以下になるようにとどめる。専従者給与は生活費に充てるためできるだけ残しておく。そのうえで、開業の場合は 10 年～ 15 年で返済可能な額を限度とする。リニューアルの場合は 5 年～ 7 年以内で返済できる額を限度にする。また、必ず自費の消費税の納税準備金を作っておく。（結構な金額になって納税のときに困る）

(2) 必要投資額の試算例

　最近は開業当初から CT やマイクロスコープを装備する傾向があり、初期投資が 7 千万円以上になるケースが多い。ユニット 4 台で開業する場合の必要投資額の例である。（図 7）。
※歯科医師会に加入するためには、200 万円程度必要になる。郡部など地域によっては歯科医師会の力が強く、加入が必要な場合があるので留意する。

■	開業投資計画	
1	建物	
	テナント保証金（家賃 2 か月分）	100 万円
	工事費（内装、空調、家具工事）	2,200 万円
	その他諸経費	100 万円
①	小計	2,400 万円
2	歯科医療設備	
	ユニット 4 台	1,000 万円
	デンタルコンプレッサー	70 万円
	歯科用 CT	1,000 万円
	マイクロスコープ	300 万円
	炭酸ガスレーザー	400 万円
	超音波スケーラー　2 台	60 万円
	口腔外バキューム（床置き型）	50 万円
	AED	30 万円
	クラス B オートクレーブ	70 万円
	DAC ユニバーサル	140 万円
	ウォッシャーディスインフェクター	150 万円
	照射器	20 万円
	口腔内カメラ	30 万円
	ハンドピース類	100 万円
	レセプトコンピューター	400 万円
	アポイントコンピューター	30 万円
	その他器具備品	100 万円
	事務用備品（机、ロッカー等）	50 万円
②	医療設備投資小計	4,000 万円
3	運転資金	
	10 か月分	600 万円
	必要投資額合計	7,000 万円

■	資金調達計画	
1	自己資金	
	貯蓄額	500 万円
	親族からの借入れ	1,000 万円
①	自己資金	
2	借入金	
	銀行借入れ	5,500 万円
	借入れ計画	
	地方銀行　利率 1.8%	
	返済期間 15 年　元金均等返済	
②	銀行借入れ小計	5,500 万円
	投資額合計	7,000 万円

図 7

(3) 開業後 4 年間の事業収支予測

　事業収支予測は下のような表にまとめて説明する。決して甘くないことを認識してもらう。

摘要		1	2	3	4	5	6	7	8
元金残高	（万円）	5,500	5,133	4,767	4,400	4,033	3,667	3,300	2,933
利率		1.80%	1.80%	1.80%	1.80%	1.80%	1.80%	1.80%	1.80%
利息額	（万円）	99	92	86	79	73	66	59	53
返済額	（万円）	367	367	367	367	367	367	367	367
元利合計	（万円）	466	459	452	446	439	433	426	419
返済月額	（万円）	38.8	38.3	37.7	37.2	36.6	36.1	35.5	35.0

摘要		9	10	11	12	13	14	15
元金残高	（万円）	2,567	2,200	1,833	1,467	1,100	733	367
利率		1.80%	1.80%	1.80%	1.80%	1.80%	1.80%	
利息額	（万円）	46	40	33	26	20	13	7
返済額	（万円）	367	367	367	367	367	367	367
元利合計	（万円）	413	406	400	393	386	380	373
返済月額	（万円）	34.4	33.9	33.3	32.8	32.2	31.7	31.1

(4) 開業後４年間のキャッシュフローの予測例

　前項の事業収支では、キャッシュフローは下のような表になる。初年度は運転資金のほかに、生活費などに400万円のキャッシュを確保しておく必要がある。院長の年収＝利益は３年目で60万となる。減価償却費と専従者給与があるので、キャッシュフローは693万円確保でき、生活費400万円を消費しても290万円程度のキャッシュが残る。

収支予測

	初年度	2年目	3年目	4年目
保険収入	2,000	2400	3,000	3,600
自費	600	840	1,200	1,200
その他	30	40	50	50
売上合計	2,630	3,280	4,250	4,850
材料薬品代	40	40	50	60
技工料	260	330	430	460
粗利益	2,330	2,910	3,770	4,330
歯科衛生士給料	360	370	380	390
受付助手給料	320	325	330	335
人件費計	680	695	710	725
減価償却費	730	730	730	730
地代家賃	600	600	600	600
その他経費	550	570	600	600
経費合計	3,240	3,290	3,350	3,380
専従者給与	240	240	360	360
税引き前利益	▲1,150	▲620	60	590

	初年度	2年目	3年目	4年目
税引き前利益(a)	▲1,150	▲620	60	590
借入金元金返済額	367	367	367	367
生命保険料	50	50	50	50
税金	10	10	30	200
その他支出	10	10	10	30
支出金合計(b)	437	437	457	647
(a)-(b)	▲1,587	▲1,057	▲397	▲57
減価償却費	730	730	730	730
専従者給与	240	240	360	360
総キャッシュフロー	▲617	▲87	693	1,033
院長生活費	400	400	400	400
可処分所得	▲1,017	▲487	293	633

(万円)

(5) 資金調達の考え方

　まず自己資金を確保する。できれば１千万円は確保したい。次に、親や親族から借り入れる。自己資金と親族借入で１千５百万円から２千万円は確保したい。そして、まず公的融資を活用する。先に金融機関の融資を手配すると、担保が設定され公的資金を活用できないケースがでてくるためである。調達先の順序は次のとおりである。

①親族借り入れを活用する。（金銭消費貸借契約＋通帳で返済を記録する）

②公的融資を活用する。「（株）日本政策金融公庫」

③可能であれば都道府県、市町村の開業融資制度を活用する。ただし最近は地方銀行の融資金利が低くなっており（2％以下）、最初から交渉するほうが良いケースもある。

④民間金融機関を活用する。都市銀行→地方銀行→信用金庫の順に交渉する。歯科医院の開業融資を行う都銀は少ないが、一部の地銀や信金では前向きに検討してくれる。

⑤ノンバンクからの借入れ→原則として避ける。民間金融機関で無理な場合に照会する。シャープファイナンス、ジャパンデンタルローンなどが開業融資をしている。

⑥ヤミ金融に注意する。※最近は金融機関の名称に良く似た金融業者が横行しているので注意が必要である。

（6）事業計画書の構成（金融機関などへの説明用）

　遅くとも開業6か月前には資金調達を固める必要がある。事業計画書は金融機関へ説明する際に重要である。次のような構成で製本しておく。金融機関の出先支店の融資担当者は味方である。彼らが本部の貸付審査窓口を説得できる資料を作る必要がある。

①サマリー（要約）：医院開設計画の全体像を簡潔に記載する。銀行が真っ先に目を通す重要な部分である。

②事業ビジョン・目標：医院の将来像、経営理念、診療方針など経営の考え方、院長としての目標を記載する。前掲の開業理念をきちんと書きこむ必要がある。

③地域の歯科医院の状況、経営戦略：地域の競合状況、経営戦略、提供医療サービスの考え方やマーケティング対策、人事施策などを記載する。

④事業収支計画：20年程度の長期事業収支を記載する。最低でも借入期間の返済計画が分かる事業収支は必要である。

⑤経営体制・経営組織：施設管理者、勤務医、従業員など決まっている人材は略歴、施術経験、得意分野などを具体的に記載する。

⑥資金調達計画：自己資金、他の借入れ予定などを記載する。

⑦補足資料：医院の建築計画図面、医療設備機器、テナントの場合は貸主の情報、提供する歯科医療サービスの説明などの資料を準備する。

（7）担保と保証人

　担保と保証人があると融資がおりやすくなり、金利も低くなる。銀行融資が無理な場合は、ノンバンクの融資を交渉する。必要な場合は無担保無保証での融資も一定限度活用を考える。さらに、医療設備をリースで調達して借入額を抑える。ただし保証人は、配偶者の親族を保証人とすると、万が一経営不振に陥った場合、離婚問題などでトラブルになることが多いので留意する。

（8）借入条件

　基本的に、返済期間はできるだけ長くとり、月次の返済金額を低くする。15年以上、住宅併用で35年など。できれば施工中の返済負担を避けるため据置期間を1年とる。長期借り入れは元利均等、10年であれば元金均等でもよい。金利が想定より高い場合は、事業収支への影響を試算し、初期投資を減額修正する。

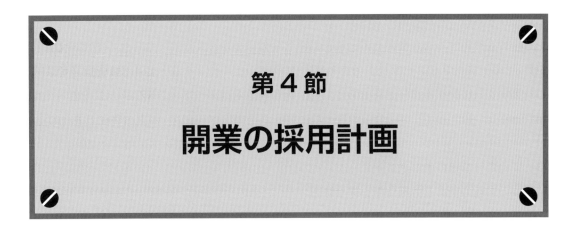

第4節

開業の採用計画

1. 採用人数の決め方

(1) 採用は、必要人数ではなく人件費総枠から考える。

　採用数は、人件費総枠の計算から始める。事業収支を上回る採用は禁物である。開業当初は、歯科医師1人、歯科衛生士1人～2人、歯科助手兼受付1人という体制が基本である。夫婦とも歯科医師で開業する場合も従業員数はこの人数にとどめる。最初は患者数が伸びないからである。

　歯科衛生士は小規模医院では採用が難しい。開業時は、特に常勤での採用は困難になっている。そのため、パートタイムでの採用も検討する。歯科衛生士は予防を担当させれば自分の給料分以上に診療報酬を稼ぐほか、急な休みや退職に備える意味で2人募集する。パートでも2人確保できれば交代で毎日配置することができる。

　また優秀な受付助手の採用も困難となっている。このため保育士などの有資格者を募集する。

　従業員は4人以内とし、人員不足を感じたらパートタイマーを採用する。常勤従業員が5人を超えると社会保険の強制適用となるためである。パートタイマーでも1週あたりの平均労働時間が30時間を超えると社会保険の加入対象となるので、雇用契約の段階でこの時間以下の勤務で契約をする。また、20時間を超えると雇用保険に加入させる必要がある。ただし最近は常勤の歯科衛生士や受付の採用が困難であり、最初から社保に加入するケースも増えている。

(2) 採用活動の開始時期

　開業人材の採用は、遅くとも3か月前から始める。歯科衛生士は採用が難しいので、採用にあたっては最初に歯科衛生士の募集から開始する。多少求人の開始時期が早くなっても、6月末、12月末でボーナスをもらって転職を考えている歯科衛生士の獲得を考える。ただし、

開業当初からの常勤歯科衛生士の採用は困難を増しており、その場合は、パートの歯科衛生士を複数人採用することを考える。歯科助手と受付は2か月前からでも確保可能である。その際、「オープニングスタッフ」であることを募集広告に明示すると応募者が増える（ただし開業すぐに破綻する歯科医院もあるため、歯科衛生士はオープニングスタッフを避ける傾向がある）。

(3)　よい人材を獲得するポイント
①一つでも魅力がある労働条件を作りこむ
　歯科衛生士は歯周予防を強化する医院や、かかりつけ歯科医機能強化型歯科診療所が増加し、空前の採用難になっている。また、歯科助手も企業の採用が回復し良い人材が少なくなっている。
②多くの求職者から選べる状況を形成する
　優秀な従業員は人件費以上の貢献をしてくれるが、無能な従業員は患者を失わせ、院内のチームワークや効率を破壊する。このため給与水準の設定や勤務条件の設定が重要である。
③できれば2年以上、同じ医院に勤務していた人材を選ぶ。
④1日アルバイトで様子を見る。
⑤不安があれば以前の歯科医院に問い合わせる。（個人情報保護法に抵触することがあるので聞き方に注意する）
⑥3か月の試用期間をおく。
　試用期間中でも14日間経過後は簡単に解雇できない。やむを得ず解雇するには相当の理由と1か月分の解雇予告手当の支払いが必要になるので注意が必要である。
　（詳しくは170ページ解雇の知識を参照）

(4)　採用に関する労働関係法令
　採用にあたって、労働条件を提示する必要がある。パートタイマーについても該当する事項を説明する必要がある。特に書面の交付が義務付けられているものは、何らかの原因でトラブルになって労基署へ駆け込まれた際、労働基準法違反としてのチェックポイントになるので要注意である。
1)　書面の交付が義務付けられているもの（労働契約書に明記する。様式例を示す。）
①　労働契約の期間
②　就業場所、従事すべき業務
③　労働時間
④　賃金（昇給、退職手当、賞与などは除く）

⑤　退職（解雇する場合の事由を含む）

2）書面の交付が義務付けられていないもの（できるだけ交付したほうがよい）

①　退職手当（制度を設ける場合は明記が必要）

②　臨時に支払われる賃金（賞与など）

③　従業員負担の食費など控除する場合

④　安全衛生について

⑤　職業訓練について（研修を受けさせる場合など）

⑥　災害補償および業務外の傷病扶助

⑦　表彰および制裁

⑧　休職（無給でも可）

3）採用時に従業員から提出してもらう書類

①　身元保証書・誓約書（医院として提出を義務付ける）

②　年金手帳（中途採用の場合）

③　住民税異動届け（中途採用の場合）

④　扶養控除等（異動）申告書（中途採用の場合）

⑤　源泉徴収票（転職の場合、前職で作ってもらう）

労 働 契 約 書 （社員）

フ リ ガ ナ		性　別	男・女	昭和平成	年　　月　　日生
氏　　　名					

現　住　所	〒		電話	・自宅 ・携帯

			給料・賞与		
労働契約期間	自　　年　　月　　日 至　　年　　月　　日	基本給	等級手当	級	円
就 業 の 場 所	院内および医院が指定する場所		号　棒	号棒	円
職　　　種		手当	手当		円
就 業 時 間	自　午前　　時　　分 至　午後　　時　　分		手当		円
			手当		円
休　　　憩		通勤手当			円
時間外労働 休日労働	あり	締切日 および支払日	毎月 毎月	日締切 日支払
休　　　日	週休２日	支払時の控除		
有 給 休 暇	法規通り （就業規則のとおり）	昇　　給		
社 会 保 険	・労災保険・雇用保険 ・厚生年金保険・健康保険	控　　除		
退　　　職	期間満了、自己都合、 定年（満65歳）	試用期間中の給与		

その他	1．試用期間３カ月とし、能力、勤務態度などにより不適と認めたときは採用を取り消す。 2．懲戒処分については、試用期間であっても就業規則のとおり適用する。 3．身元保証書、国家試験合格証の写しなど指定する書類を提出すること。

上記以外の労働条件は当院の就業規則による。

平成　　年　　月　　日

　　　　　　　　　住　　所
　　　　　　　　　医療法人
　　　　　　　　　理 事 長　　　　　　　　　　（印）

　　　　　　　　　住　　所
　　　　　　　　　氏　　名　　　　　　　　　　（印）

労 働 契 約 書　（パートタイマー用）

フ リ ガ ナ		性　別		昭和 平成　　年　　月　　日生	
氏　　　名		男・女			
現　住　所	〒		電話	・自宅 ・携帯	
労働契約期間	自　　年　　月　　日 至　　年　　月　　日 　　　　　　　カ月	給料・賞与			
		賃金	・時　給 ・日　給 ・月　給		円
就 業 の 場 所	院内および医院が指定 する場所				
従事する業務の 種　　　　　類	臨時職員	通勤手当			円
就 業 時 間	自　午前　　時　　分 至　午後　　時　　分 一週30時間未満とする	賃金の締切日			日
		賃金の支払日			日
休　　　　憩	60分	控　　除			
時間外労働 休日労働	あ　り	昇　給	なし		
休　　　　暇	法規通り	賞　与	なし ただし、成績優秀な場合は、 一時金を支給することがある。		
退　　　　職	期間満了、自己都合、 定年（満65歳）	その他			

1. 試用期間３カ月とし、能力、勤務態度などにより不適と認めたときは採用を取り消す。
2. 原則として、雇用期間満了による更新は行わない。
3. 労災保険に加入する。

上記以外の労働条件は当院の就業規則による。

平成　　年　　月　　日

　　　　　　　　　　　　　　　住　　所
　　　　　　　　　　　　　　　医療法人
　　　　　　　　　　　　　　　理 事 長　　　　　　　　（印）

　　　　　　　　　　　　　　　住　　所
　　　　　　　　　　　　　　　氏　　名　　　　　　　　（印）

⑥　雇用保険被保険者証（中途採用の場合）

⑦　その他

(5) 社会保険の加入手続

　常時常勤従業員を５人以上雇用している医院は、社会保険の強制適用事業所となる。採用と同時に社会保険の加入手続きが必要になる。社会保険には一週30時間以上勤務させる場合はパートタイマー、アルバイトも加入させる必要がある。社会保険に加入させると事業主負担が給与賞与の約18％にもおよぶため、パートタイマーなどは一週30時間未満の契約で採用し、シフト制を組む。

①健康保険、厚生年金保険被保険者資格取得届を5日以内に社会保険事務所に提出する。

②扶養家族がある場合は、健康保険被扶養者（異動）届を提出する。

③雇用保険被保険者資格取得届を、採用の翌月10日までに公共職業安定所に届ける。

④給与所得者異動届出書を提出してもらう。これは前職で住民税を事業者で控除して支払っていた従業員である。そして、医院で給与から天引きして納付することになる。

⑤労災保険は特に採用時に手続きはない。年度ごとに概算で納付し、年度末に実際に支払った賃金をもとに保険料の確定手続きをとる。

(6) 効果的な求人広告

1. ハローワーク（公共職業安定所）

　ハローワークによる求人は、歯科衛生士、歯科助手の募集に効果的である。比較的まじめな応募者が集まる。他の医院より賃金水準を高くすれば、正社員、パートタイマーとも複数の人材の応募を期待できる。求人手続きはWEBで完結し、職安まで出かけなくてもよくなっている。書類を作成したり、担当事務官との打合せなどで半日仕事になるが、労働時間や休暇の与え方について窓口で指導を受けられるので、最初は職安まで出向くことをお勧めする。1日10時間を超えるなど拘束時間が長い場合や雇用保険に加入していない場合などは求人できないことがある。

2. グッピー

　医療関係全体の求人サイトである。勤務医、歯科衛生士の募集に効果的である。パソコンを使える比較的優秀な人材が集まる。写真を多用したり、休みやすさや院内旅行など、総合的に働きやすい雰囲気を表現する必要がある。求人手続きはネットで申し込むだけであるが入力作業はやや面倒である。

3. イーデンティスト

　歯科医療人材求人サイトである。独自のスカウトシステムを採用しており、求職者が同サイトに匿名プロフィールを登録すると、歯科医院側が閲覧し、スカウトメールを発送するというものである。勤務医の募集に効果的である。求職者が一度登録すれば、多くの歯科医院からスカウトメールが届く。スカウトメールは他の歯科医院の賃金水準が分からない。求人票を工夫したり、診療内容や実際に担当させる職務を詳述したり、実際に臨床ができることを表現する必要がある。求人手続きはネットで申し込むと、必要事項を記載する用紙が郵送される。

4. とらばーゆ

女性のための転職ガイドに特化した求人雑誌とネットの複合媒体である。無料の雑誌は主要な交通機関の駅に沿線別求人情報誌として置かれている。気軽に読めるので認知度は高いと考えられる。

5. タウンワーク

アルバイトとパートタイマーを中心とした求人誌である。ネットでは、アルバイトの求人情報と社員の求人情報と別々に検索が可能である。ファミリーレストランで働いていたアルバイトなどの歯科助手や受付への応募が期待できるが、短期離職になったり、素人であまり熱心でない人材が応募したりする可能性がある。

6. indeed（インディード）

無料で掲載できる求人サイト。歯科助手や受付の募集に活用できる。有料プランを相談すると採用確率を高めるアドバイスを受けることができる。

7. 歯科衛生士学校（求人票を出す）

求人票を出す時期はいつでも構わない。求人票は大きな壁に並べて掲示されるので、できるだけ目立ちながら、センスの良さを感じさせるように作る必要がある。中途採用も表示しておく。復職したい歯科衛生士が学校側に就職先を照会してくるためである。

（7）採用面接の進め方

1. 提出書類の見方

採用面接のために履歴書と職歴書を提出させる。ポイントは次のとおりである。

1）履歴書

高校の学校の当該県内の学力レベルをチェックする。入試難易度の高い高校の卒業生には頭が良く素行もよい人材が多い。

次に、高校のクラブ活動をチェックする。運動部で団体競技の経験者は有望である。面接では、その運動部が対外試合でどの程度のレベルだったかを聞きだす。そして、趣味をチェックする。読書の場合はマンガであるケースが多いのでタイトルだけで判断しない。過去の病歴に記載がある場合はその状態を確認する。

2）職歴書

職歴書は履歴書の職務経験を詳しく書いたものである。複数の職歴がある場合は、最も頑

張ったと思う仕事とその理由、最も辛かった仕事とその理由、さらに退職の理由を聞きだす。
自己 PR を記入している場合は、その内容を確認する。

2.　面接での質問の仕方

採用面接でもっとも重要なポイントは質問の仕方である。次のような質問を工夫する。

①これまでの人生で、いちばん頑張ったと思うのはどんなことですか？

②これまでの人生で、いちばん嬉しかったのはどんなことですか？

その人の人間性や価値観を推測することができる。

③これまでの人生で、いちばん辛かったのはどんなことですか？

どんなことに耐えてきたのか、その内容から長く勤務できるかどうかを判定する。

④どんなことで、この医院に役立ちたいと思いますか？

医療人としての自覚を確認する。

⑤将来、どんな歯科衛生士を目指していますか？

歯科衛生士としての目標をもっていれば、かなり自覚のある人材である。

⑥前職でもっとも嫌だったことはどんなことですか？

組織に適応できるかどうか、積極的に考えるプラス志向を持っているかどうかを把握する。
歯科衛生士の手技や実務は採用してから養成できる。

3.　「良い人材」の見極め方

良い人材は次のようなイメージの場合に多い。

1)　履歴書をきちんと作っている人

スーツで写真を取り、きちんと枠内に貼っている。几帳面な字で自筆しているなど。美しい文字でなくても丁寧に字を書く人は社会性が強い人である。診療も丁寧にこなす人が多い。ただし、丁寧にしようとするあまり他の人より時間がかかる場合がある。質問への応答の速度などから、頭脳レベルや鋭敏さ、対応力を確認する。

2)　一つの職場に 3 年以上勤務している人

一つの職場に 3 年以上勤務した人は、ある程度我慢強いことが分かる。

3)　面接時の質問に、きちんとした回答が返ってくる人

頭がよく、レベルの高い誠実な対応ができる人材である。

4)　適切な挨拶や敬語を使える人

社会常識がある証拠である。電話応対や受付での接遇など、前職のどこかで体験していると考えられ、即戦力として期待できる。

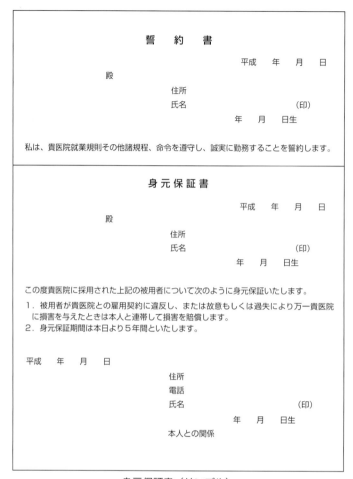

誓　約　書

平成　　年　　月　　日

　　　　殿

住所
氏名　　　　　　　　　　（印）
年　　月　　日生

私は、貴医院就業規則その他諸規程、命令を遵守し、誠実に勤務することを誓約します。

身 元 保 証 書

平成　　年　　月　　日

　　　　殿

住所
氏名　　　　　　　　　　（印）
年　　月　　日生

この度貴医院に採用された上記の被用者について次のように身元保証いたします。

１．被用者が貴医院との雇用契約に違反し、または故意もしくは過失により万一貴医院
　　に損害を与えたときは本人と連帯して損害を賠償します。
２．身元保証期間は本日より５年間といたします。

平成　　年　　月　　日

住所
電話
氏名　　　　　　　　　　（印）
年　　月　　日生

本人との関係

身元保証書（サンプル）

5）話す相手の顔をみて感じよく回答する人

　誠実さと努力が感じられる。患者や従業員への対応の際にも感じよく振舞ってくる可能性
が高い人材である。

（8）2、3日で辞める短期退職を防ぐ

　面接をしてせっかくよい人材だと思って採用した人が、わずか2日から3日程度で辞めて
しまうケースがある。医院としては白衣まで用意しているので大損害である。また、他の応
募者には不採用を通知しているので、改めて連絡しても来てくれないケースが多い。このよ
うな超短期離職をふせぐために役立つのが身元保証書である。次ページにサンプルを掲載し
た。

(9) 歯科医師（勤務医）の採用

　分院展開をするときなど歯科医師を採用する必要がある。しかし、歯科医師も空前の採用難であり、優秀な勤務医を採用するのは容易ではない。最近はアルバイト勤務を希望している若い歯科医師が多い。2〜3軒をかけもちで勤務し、1日2万5千円〜3万円程度の固定給を得ているケースが多い。このような歯科医師は患者対応や治療に無責任になりやすくできれば避けたい。また、50歳後半から60歳前半で、自分の経営した歯科医院を破たんさせ、勤務医を希望する歯科医師も増えている。このような歯科医師は必ず試用期間を3か月以上設定して、技術力や患者対応を見極める必要がある。また、歩合制で採用する場合は不正請求を監視する必要がある。

　優秀な勤務医を採用するための対策は次のとおりである。

1) 研修医から育てる

① 現在の勤務医をOBリクルーターとして出身大学へ送り込む。

② 研修施設として登録しておく。できれば単独型を目指す。

③ 研修医のマッチングに向けて歯科大学との関係を良好に保つ。マッチングを優位に進められるようプレゼンの機会を得られるようにしておく。

④ 研修プログラムを公開し、臨床を体験できることを明記しておく。研修医はなかなか患者に触れさせてもらえない歯科医院が多く、研修医はこの点でも研修先を選別している。このため、研修プログラムを策定し、公開する。

2) 一般募集で優秀な勤務医を採用する

① ハローワークに求人する。比較的まじめな歯科医師の応募が期待できる。

② グッピーなどのインターネット募集サイトへ登録する。

③ 女性医師歓迎、臨床医として採用、と明記しておく（この場合、男女雇用機会均等法に注意する）。女性歯科医師を歯科衛生士の代わりに採用しようとしている歯科医院が増えている。女性歯科医師はそのような医院をできるだけ敬遠しようとしており、優秀な女医を集めるためには、彼らの希望に沿うことを分かりやすく伝える必要がある。

④ ホームページに求人ページを設け、求人の条件や医院の雰囲気などを伝える。

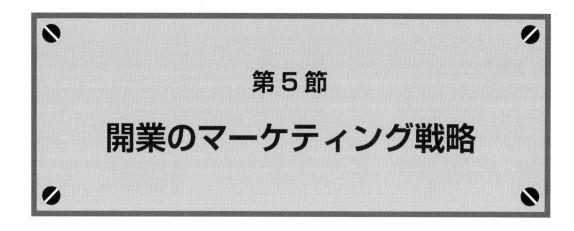

第5節

開業のマーケティング戦略

開業時から患者を集め、自費治療を獲得するための広告戦略について解説する。

1. 歯科医院のマーケティングコンセプトとは

マーケティングにはコンセプトが必要である。初診患者を集めるマーケティングコンセプトは、「頼れる、やさしい、痛くしない」である。これが患者のドクターショッピングのキーワードである。患者は、できるだけ技術力が確かで、治療費が高くない、信頼できる歯科医院、医師や従業員が丁寧に説明してくれるなどやさしい歯科医院、痛くない治療をしてくれる歯科医院を探している。そのため、ホームページ、看板、医師や従業員の接遇、待合室など院内のすべてが、「頼れる、やさしい、痛くしない」歯科医院であることを患者が見て分かるようにしておく必要がある。

2. 本質機能と表層機能

マーケティング対策として、商品やサービスの本質機能と表層機能を設計する必要がある。本質機能とは、例えばプリウスがハイブリッド車で燃費良く走るというものである。プリウスが1リットルで20キロ以上走っても、購入者には当たり前である。しかし、もし燃費がカタログより悪ければクレームになる。表層機能とは、女性ドライバーに配慮して、サンバイザーに照明付ミラーが設置されていたり、ハイブリッドエンジンで室内が静かなメリットを生かして、音質のよいオーディオを搭載しているというようなものである。購入者には嬉しい装備であり満足度が高まる。しかし、それが搭載されていなくても不満にはならない。

開業にあたっては、しっかりした治療技術を備え、滅菌消毒をきちんとするなど本質機能を高くしたうえで、なにか一つでも表層機能を高めておく必要がある。例えば、子供用のガチャガチャであったり、高齢者用のマッサージチェアであったり、おいしい水、自費治療の保証書の発行など、患者さんの満足度が高まる工夫をしておく。そして、本質機能の高さ、

表層機能の高さを、待合室のポスターやホームページで発信しておく必要がある。

3. 医療サービス戦略

「どんな医療サービスを提供するのか」という戦略である。院長の得意科目、地域の患者ニーズや近隣の歯科医院の医療サービスを勘案しながら、提供する医療サービスを検討する。郊外での開業の場合は、小児歯科は必ず入れる。都心では、インプラント、歯列矯正、審美歯科など専門性の高い医療サービスが多い。以下、重要な項目を列挙する。

(1) インプラント市場の成熟化に対応する

インプラントは市場の成熟化のなかで市場構造が変化している。従来からインプラント患者を集めていた駅前のインプラントセンターに集まる患者が減少し、地域密着型の大型歯科医院での手術が増加している。現実は、チェア3台での新規開業時から治療メニューに入れていてもなかなか施術する機会は訪れない。しかも、未熟な歯科医師による施術が問題化しており、ベテラン医院と連携することも検討する必要がある。

(2) 審美、ホワイトニング、成人矯正に取り組む

審美歯科とホワイトニング、成人矯正の需要が増大している。都会を中心に白い歯に憧れる若い女性が増えている。ホワイトニングは、ホーム、オフィス合わせていろいろな技法がでており、今後は米国のように低価格化が進み一層普及すると予想される。ホワイトニングを契機として審美歯科に関心をもつ患者層が増えており、白い歯に対するニーズを取り込む必要がある。矯正についても、成人や高齢者も美しい歯並びに関心をもつ患者が増えている。患者の選択に備えた治療メニューを用意しておく必要がある。

(3) 予防歯科を充実させる

予防歯科は、自医院の患者を継続的に来院させ、他の歯科医院に移る気持ちにさせない効果がある。不況により来院患者数の減少が見込まれるなかで、少しでも継続的に来院していただける患者を確保する必要がある。そのためには、予防歯科の経済性や健康への効果を分かりやすく説明する工夫が必要である。首都圏では自費のPMTCを行う歯科医院が増えており、今後地方でも広がっていくと考えられる。予防は技工料や材料代がかからないため一定の収益が確保できる。自費の場合はエアフローによる着色除去装置やホワイトニングなどを一緒に勧め、患者一人あたりの単価アップを工夫する。また、保険では3mm以下のポケットについての「歯周病重症化予防治療」が令和2年の診療報酬改定で新設されるが、これに加えてSPTの算定を増やすことを考える必要がある。

※SPT（supportive periodontal therapy：歯周病安定期治療）

※PMTC（Proffesional mechanical tooth cleaning：専門的機械的歯面清掃）

(4) 高齢化に向けた歯科医療へ取り組む

高齢化の進行に向けた歯科医療への方向性を踏まえる必要がある。訪問歯科医療の開始、寝たきり状態にまでは至らないが通院困難な高齢者の送迎サービスなど、初診患者を増やし、継続的に患者を診療できる方法を検討する。土足化や手すりの設置などバリアフリー化も高齢患者にとっての魅力を高められると考えられる。

4. 店舗・チャネル戦略

医院の外観、待合室の内装は集患に重要な影響を与える。特に待合室の設計コンセプトは重要である。郊外であれば必ずキッズコーナーを設置しておく。カウンセリングコーナーも必須である。インプラントを中心にするのであれば、専用の手術室を確保して近隣の歯科医院との差別化を図ることが望ましい。

5. 価格戦略

開業時は保険点数をとにかく取りたいが、保険診療でも「あの歯医者は良心的」という口コミを獲得するため、1回あたりの診療単価に配慮する必要がある。また自費治療では激安にする必要はなく、地域の価格帯を見極めた価格設定をする。

6. 広告戦略

歯科医院の広告宣伝は医療法の広告規制を受けるため、厚生労働省のガイドラインに準拠して検討する必要がある。緩和されたとはいえ表現できないものも多い。広告宣伝手段では看板とホームページが最重要である。

(1) 看板の種類（図8）

開業にあたって最重要なのが看板計画である。看板には次の種類がある。最重要なのは、置き看板とポールサインである。新築開業の場合はできるだけ大きな壁面サインを設置する。全ての看板と、診察券、ホームページのデザインを統一する。

※看板による広告戦略についての詳細は、本書の著者の一人である木村泰久の著書「患者を呼び込む医院看板の作り方」（日本医療企画）に詳述しており参照されたい。

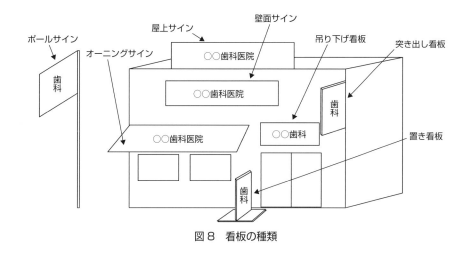

図8　看板の種類

（2）野立て看板の設置

　歩行者が迷う位置に電柱看板や、交差点や曲がり角に壁面看板を掲示することで誘導効果が最大化でき、立地の悪い歯科医院でも、ある程度挽回できる可能性がある。また、診療圏調査の結果を踏まえて、患者の来院が見込める地域との連絡道路で、信号のある交差点など、車から視認できる場所に野立て看板を設置して認知効果とリマインダー効果を狙う。なお、電柱看板は医療機関の広告ばかりで認知度が低いため優先度は低い。

7．ホームページの開設

　開業にあたってホームページの設置は不可欠である。閲覧人口も増えており、最近では若い人達だけでなく、60歳以上の団塊の世代が退職し、ネットで買い物や医院選びをしている。治療実績、症例数、医師や看護師、歯科衛生士数などの掲示が認められており、スマートフォンの普及もホームページの重要性に拍車をかけている。ホームページは広告ではなく医院からの広報として扱わていたが、美容医療のホームページで過度に受診をあおる表現が目立つため、平成24年10月にホームページガイドラインが厚生労働省から公表された。さらに、平成25年9月にはガイドラインが改正され、バナー広告やスポンサーサイト等で自医院のホームページへの誘導がある場合はホームページも広告規制の対象となった。ホームページの運用に当たってはガイドラインを遵守するほかバナー広告等を行う場合は自費治療の保険適用外表示や価格の明示などを行う必要がある。ところが患者の知りたいことが表現されているホームページが少ないのが現状である。つまり、「歯科医院選び」ができないホームページが多いので注意が必要である。

　開設にあたってはレスポンシブウェブサイトによる制作が不可欠となっている。これはPC画面で閲覧した場合とスマートフォンで閲覧した場合に、自動的に見やすくなるものである。

(1)　ホームページ業者選びのポイント

　　医療機関のホームページ制作には、医療機関に特化した業者を選ぶのがポイントでる。これは患者が知りたい情報を、患者視点でどのように配置するかというノウハウが必要だからである。特に、歯科医療は特殊なので専門的な知識を持つ業者が便利である。歯科医療の専門知識、医療に関する画像のストックを保有しているからである。例えば技工物の写真などがなければすべて自分で用意しなければならない。記事のストックがなければ、すべて自分で原稿を書かなければならなくなり、開業時に手間がかかり過ぎる。

※本書の著者の一人である木村泰久が代表取締役を務める株式会社 M&D 医業経営研究所では、歯科医院に特化したホームページを制作しているので参考にされたい。
(http://www.dentalweb-md.com)

(2)　SEO 対策を講じる

　　ホームページを検索するための検索エンジンは、検索数や内容、キーワードなどで上位に表示するホームページを選定している。この検索エンジンに選ばれ、上位表示されるためのノウハウが SEO 対策である。SEO 対策を実施していないホームページは閲覧されにくいため無いも同然である。現在は「Google」と「YAHOO！」が提携し検索方法が統合され、検索ルールは不定期に変更されている。つまり、変更されたルールでも上位に表示させるために新しいルールを探り、対策を講じる必要があるが、レスポンシブウェブサイトが有利とされている。企業では検索上位に表示させるため毎月数十万円の対策費を支払っているところもある。ホームページ制作業者の選定には SEO 対策の実績や費用も考慮する必要がある。SEO 対策を含めた月次の管理費は 1 万円から 5 万円までの業者が多いように思われる。

(3)　ホームページ制作のポイント

　　ポイントは、「患者さんの知りたい情報が網羅されているかどうか」である。

①　「頼れる、やさしい、痛くしない」歯科医院であると伝わるか？

②　地図：ダウンロードして持参できるか？

③　診療科目と診療日：休診時間に間違えて来院しないか？

④　院長の診療方針とパーソナリティ：写真は怖くないか？ 診療方針は頼れるか？

⑤　従業員紹介：歯科衛生士がいるか？ 笑顔で明るい雰囲気の写真か？

⑥　医院の内装：新しいか？きちんとしていそうか？

⑦　スマホページを作っているか？

⑧　その他、患者が知りたい情報を掲載しているか？

(4)　ホームページの制作費

　制作費用は 50 万円程度が普通であったがレスポンシブウェブサイトでは、15 ページ以上になると 60 万円～ 80 万円、10 ページでも 40 万円程度が一般的である。なかには「安かろう、悪かろう」という業者もあり、サンプルサイトやその業者の制作したサイトを教えてもらい、比較してよく見極める必要がある。基本的に SEO 対策は別料金で、毎月 5 万円程度を徴収する業者や、患者が入るまで無料で作り、患者が入ると毎月 5 万円の使用料をとる業者がある。また、ホームページのリースは結果的に高額になるので避けることをお勧めする。レスポンシブウェブサイトで製作費 30 万円～ 40 万円、SEO 対策費を含む月額維持管理費 2 万円以下が妥当な水準と考えられる。またネット広告や SEO 対策は月に数十万円かける医院もあるほどで際限がないので、ホームページからの初診来院患者数を把握したうえで上限を設定しておきたい。

(5)　院内掲示を工夫する

　待合室や診察室での院内掲示は、患者が必ず目をとおす重要な広告エリアである。自費治療や医院の高度な医療設備、医療安全管理体制などを掲示物で知らせる。また、大型テレビによるヒーリング画像と組み合わせた自費説明は、自然に歯科医療の選択枝を患者に知らせる効果がある。歯科に特化して制作している業者は少ないように思われる。本書の著者の一人である木村泰久が代表取締役を務める株式会社 M&D 医業経営研究所で作成しているので参考にされたい（http://www.dentalweb-md.com）。

(6)　院内配布物を整備する

　医院のパンフレットは口コミツールとして必須である。また、インプラント、歯列矯正、審美歯科、高性能義歯、予防歯科、訪問歯科など、医療サービスごとにパンフレットを制作しておく。必要に応じて患者が持ち帰り、検討の資料になる。

8.　開業の広告対策

(1)　タウンページ（職業別電話帳）への広告掲載

　タウンページは、高齢者が調べるツールなので、診療圏調査の結果を踏まえてエリアを絞り込み、最小限の地域に掲載する。ただし掲載する広告は他の医院よりも大きくして目立たせ、医院名・電話番号だけでなく、医院からのメッセージも掲載する。

(2)　タウン誌による広告

　タウン誌による広告も開業当初の認知度向上手段として検討する。無料配布のコミュニ

ティ誌がよい。広告料は 30 万円程度かかるが、定期的に広告を掲載して認知を図る。

(3) ポスティングによるちらし配布

　開業時には新聞折り込み広告やポスティングによって認知を図る。地域の歯科医師会でも開業時 1 回に限り許可をしているところが多い。折り込み広告をするエリアは、診療圏調査で一次診療圏としたエリアは全て行う必要がある。新聞社の折り込みエリアとずれていることが多いので、必要があればポスティングを検討する。

(4) 開業イベント（内覧会）

　開業イベントとしての内覧会は開業地域での認知度を高めることができ有効である。できるだけ多くの患者さんに見学に来ていただけるように、イベント会社に依頼する。業者ではポスティングや新聞折り込みをしたうえで、2 〜 3 日の内覧会を設定し、にぎやかに誘客してくれる。100 万円〜 140 万円程度かかるが、初診患者の獲得に有効であるため実施すべきである。開業イベントに来院してくれた患者さんには住所と氏名を書いてもらい粗品をお渡しする。診療予約も取る。さらに、見込み患者が来院してきた住所からおよその診療圏を把握する。

第6節
関係性マーケティング戦略

1. 接遇とカウンセリング

　開業時の従業員の接遇は、医院のイメージを形成するうえで非常に重要である。開業に先立ち、従業員に接遇訓練を受けさせておく必要がある。また、院長の丁寧なわかりやすい説明が口コミの鍵になるので、日ごろから練習をしておく。さらに、口腔内に何らかの不安を抱いて来院される患者に対して、その不安を聞き出し、医院としての対処法や保険治療の限界や良い材料や治療法の情報を提供するカウンセリングは、信頼感の形成につながる。カウンセリングには、初診カウンセリング、自費カウンセリング、予防カウンセリングがある。

(1) 初診カウンセリング

　初診カウンセリングは、患者さんの信頼感を短時間で獲得できるので、受付や歯科カウンセラーを養成しておき、開業までに練習させておく。目的は、初診患者の主訴を聞くだけではなく、歯科に対する不安や痛みへのおそれについて話を聞き出すこと、医院の診療システムや治療方針を説明することである。

(2) 自費カウンセリング

　開業時から自費治療を獲得するために、自費説明のカウンセリングを行うことが重要である。歯科カウンセラーを任命し、自費治療の説明ツールを使って患者に情報を提供し、よい治療を選んでいただくことが重要である。最近は歯科カウンセラーやトリートメントコーディネーター（TC）の養成講座が各種開催されており、準備期間中に受講させる。また、院内でもロールプレイによる練習を繰り返し実施する準備をする。（※本書では、トリートメントコーディネーターの名称では患者に分かりにくいので、歯科カウンセラーと呼ぶことにする）

(3)　予防カウンセリング

開業時から、治療終了後に、患者を定期予防管理のサイクルに入れるための予防カウンセリングを実施する。これは来院した初診患者の口腔内を継続的に管理してう蝕や歯周病の再発や進行を予防するほか、経営的には継続患者として長く来院していただくためである。

(4)　空き時間の診療のポイント

開業直後や、患者数が少なくなると、1人あたりの診療時間を長くしようと考えがちである。患者さんも最初は丁寧な診療と喜んでくれるが、やがて患者が増えてくると通常の診療に戻さなければならないことも考えておく必要がある。その時点でかえって「サービスが悪くなった」「不親切になった」と患者離反につながる危険があるほか、キャンセルされたときのダメージも考えておく必要がある。1人あたりの診療時間は通常どおり30分にしたうえで、毎週呼ぶなど、回数を稼ぐようにする。また、ご紹介キャンペーンなどを行って初診患者獲得に努める。

(5)　患者調査

開業後6か月経過時点で、患者の調査を行う。診療圏を把握し、患者満足度をアンケートで調査する。調査方法などは、第3章の現状の問題点の把握の項で解説する。

2.　院内の情報連絡体制の整備

開業にあたって院内の情報連絡体制を整備する。歯科医院はチームプレイであり院内の情報伝達が重要である。例えば、院内でのヒヤリハットなど、もう少しで事故になりそうな事態なども、伝達しなければいつかは大きな事故に結び付く可能性がある。患者のクレームも医師や従業員に伝えておかなければ、次回はもっと大きなクレームになる危険がある。キャンセルや急患のアポイントをアポ帳に書きもらしたら、患者の取り違えに発展することもある。日常よく使うモノの在庫が少なくなっているのに伝達しなければ、ある日突然なくなってしまい診療に支障がでる。新しい医療設備の購入や、よく使う接着剤や材料などの変更も重要な伝達事項である。院内の情報伝達の工夫をいくつかご紹介する

(1)　大学ノート

3冊の大学ノートを用意する。大学ノートは、「ヒヤリハットノート」「クレームノート」「ご賞辞ノート」である。その日のうちにノートに書き込み翌日の朝礼で読み上げる。このノートは回覧して読んだ人が順にサインをしていくようにする。

(2) ホワイトボード

　消毒コーナーなど、スタッフ全員の目に触れやすい場所に大きなホワイトボードを設置して、材料の購入予定などの伝達事項を書いていく。読んだ人はサインをして全員が読んだら消していく使用法がある。

(3) インカム

　インカムは10人程度を超えると必要になる。受付から患者の待ち時間を連絡したり、医師が歯科衛生士を呼んだり、歯科衛生士が院長チェックを依頼したり色々な情報の伝達手段として重宝である。歯科医師にも必ず着用してもらうことが重要である。インカムを着けている全員が情報を聞けるので、全員が院内の情報を共有できる。一旦定着するとインカムなしでは不安になる。

(4) 電子メール

　電子メールにはPCメールと携帯電話のメールがある。医院の連絡事項を携帯メールで全従業員に送信すれば、従業員はシフトで休暇中でも医院についての重要な情報を入手できる。
　また、最近はLINEの院内グループを作って情報共有をはかる医院が増えている。

(5) 朝礼

　朝礼を必ず行う。前日のクレーム、ひやりハット、ご賞辞を伝達したうえで、当日のアポイントを確認する。さらに、技工物の到着状況のチェックや患者情報の伝達を行う。そして、院長からのひと言、従業員持ちまわりでのひと言、そして笑顔体操を実施する。ハイタッチなどのモチベーション向上対策を行う医院もある。

(6) 全体ミーティング

　毎月1度、全体ミーティングを行う。ミーティングは従業員から医院に提案したり、意見を言ったりするための会議であり、議題があれば事前に主任に提出して、医院の使いにくい点や、改善点を話し合うことが重要である。

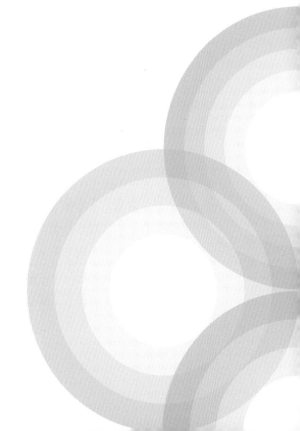

第 3 章

歯科医院の経営改善支援

現状の問題点の把握

　歯科医院の問題は、患者数の減少、赤字、従業員の大量退職、勤務医や歯科衛生士の採用難など、さまざまな形で現れるが、対症療法的に対処しても短期的に改善するだけで、やがてひずみが出たり混乱を生んだりすることが多いものである。経営改善を図るためには、その原因を把握するとともに、クライアント医院にあった対応方向を検討する必要がある。的確な調査と要因分析のもとに、戦略的な視点で改善対策を進める姿勢が欠かせないのである。

1. 経営理念の把握

(1) 経営理念、経営方針を確認する

1) 経営理念を確認する

　経営改善指導に入る時は、まずその医院の経営理念を確認する。経営理念と経営業績に強い相関があることが明らかになっている。経営理念を明確にすることで従業員の持つパワーのベクトルを集中することができるからである。逆に、他医院の経営理念をコピーしたり、ネットからダウンロードしてしまう院長もあるが、従業員に「院長はうわべだけ」という悪い印象を与えるだけである。「自分はこういう病院にしたい」という思いを固め、繰り返し表明しなければ、従業員や患者を動かすことはできないことを知るべきである。

2) クレド

　クレドとは「信条」を意味するラテン語である。経営理念との違いは、経営理念が抽象的な表現が多くなるのに対し、クレドは守るべき指針を簡潔に箇条書きに示す点である。リッツカールトンホテルが大阪で開業したとき、6項目のクレドを記載した名刺大のカードを全従業員に持たせて話題になった。歯科医院でもクレドが流行したが、残念ながら機能させている医院は少数と考えられる。美辞麗句の借り物で作っても効果がないことは経営理念と同じである。

3）経営の価値観を明確にする

　経営理念もクレドも、経営の価値観を明確に示すためのツールであり、経営者がどんな価値観をもち、従業員がどんな価値観で行動すべきかを規定し、行動の規範を示すことで、現場まで一貫した行動ができるようになる。しかし、逆に経営者の反社会的な理念が現場で共有されていた例もある。雪印、不二家、パロマ、さらに船場吉兆のテレビ会見は記憶に残る悪い事例である。医療機関でも医療法人雄山会山本病院の事件は医療犯罪として強く非難されている。経営の真の価値観と社会貢献への方向性を明確にし、従業員やステークホルダーを善導できる経営理念が求められる。

4）経営理念のつくり方

　経営理念の作成においては、院長や理事長と向き合ってその想いや価値観、考え方を整理していく必要がある。KJ 法などの手法を使い、院長や理事長の思いをカード化して完成させる。完成した経営理念は、勤務医や従業員に公開するだけなく、ホームページや待合室に掲示する。さらに、毎日朝礼で読み上げる。主要な項目を抜きだして箇条書きにし、クレドにしてもよい。次はある医院の経営理念である。

経 営 理 念

1. 医療法人○○会は、安定的な経営基盤と事業継承体制によって、地域の患者に将来にわたって良質な歯科医療を継続的に提供できる歯科医院でありたい。

2. 医療法人○○会は、高度な医療技術、医療設備を備え、地域の人々から「オンリーワン」と評価される歯科医院でありたい。

3. 医療法人○○会は、全国トップレベルのレーザー治療技術によって、患者の苦痛が少なく、早く、良好な治療効果が得られる歯科治療を実現したい。

4. 医療法人○○会は、優秀な医師やスタッフを輩出する研修機関であり、医師やスタッフが活き活きと長く勤務し、医院に関係する者全てが、ゆとりある生活と自己実現を図るための、母体でありたい。

経営理念の事例

(2) 10 年ビジョンの確認

　医院の将来像を可視化し、現状とのギャップを確認するために、10 年ビジョンを作成する。できるだけ院長と幹部従業員が共同で策定することが望ましいと考えている。経営理念が経営者だけで作成するのに対し、10 年ビジョンは幹部職員も交えてグループで作業する。10 年先にどんな医院になっていたいかを話し合いながら作成するプロセスを通じて、院長と幹部職員の考え方や価値観・思いなどが明らかになる。相互理解と信頼感が生まれ組織運営が円滑化される。

2. 外部環境変化の把握

(1) マクロの外部環境変化の分析

　外部環境調査は、医院をとりまくマクロの環境情報と、自医院の診療圏内のミクロの環境情報に分けられる。マクロの環境変化は、診療報酬改定、国民医療費の推移予測、都道府県や主要都市別の歯科医師数の推移や将来予測、地域別の歯科医院数や歯科患者数などの推移などである。情報収集には、厚生労働省から発表される各種統計、日本歯科新聞、アポロニア 21 や日経ヘルスケア、クリニックばんぶうなどの医療経営誌などに、日頃からアンテナを張り、スクラップしたりメモしておくことが重要である。

　　①購読推薦図書　　業界紙　日本歯科新聞　週刊

　　　アポロニア 21　　　日本歯科新聞社　歯科経営情報の月刊誌

　　　デンタルビジョン　医療経済出版　　歯科経営情報の月刊誌

　　　日経ヘルスケア 21　日本経済新聞社　医療関係全体の月刊誌

　　②定期的に閲覧をお勧めする情報

　　　厚生労働省　　病院調査　医療機関の経営状況など

　　　　　　　　　　患者調査　患者の受診動向など

　　　　　　　　　　医療機関動態調査　医療機関の数など

　　　　　　　　　　医師・歯科医師・薬剤師調査　年齢、所得など

　　　総務省　　　　家計調査など

(2) ミクロの外部環境変化の分析

　ミクロの外部環境変化は、自医院に直接関係する開業地域の環境変化である。具体的には、開業地域の人口動態、他の歯科医院との競合状況、地元の産業の状況などの変化情報である。例えば、地域の交通網の整備計画は人の流れや町の発展性を大きく左右し、移転を検討する必要が出てくることもある。ただし、調査の範囲を広げ過ぎると手間ばかりかかり、かえって必要な情報を見落とすことがある。ミクロの外部環境変化は次の調査で行われる。

1）地域の変化状況の把握

・自治体の広報やホームページ、国勢調査結果などから、人口統計データや世帯数、5 歳刻みの男女別年齢別人数の変化を把握する。特に地域人口の伸び率に注目する。

・開業や分院展開の場合は、地域の医療需要の調査を行う必要がある。厚生労働省の患者調査、医師・歯科医師・薬剤師調査、総務省の国民生活基礎調査などから、地域の歯科医療の受療率や人口 10 万人あたりの歯科医師数を推定する。

・厚労省の都道府県別や主要都市別の歯科医院数の推移データなどを把握する。

・地域の競合医院の変化状況を分析する。競合力の強い著名な大型歯科医院が半径 4 キロ圏内にないかなども見ておく必要がある。

2）競合関係の変化状況の把握

　診療圏内での主たる競争医院を特定し、外観や立地条件、休日診療の有無、診療時間、規模などを比較する。レセプト枚数、患者数やユニット数なども分かる範囲で記録する（図 1）。また、競合医院の外観と看板の写真を撮影し、クライアント医院と比較できるように整理する。撮影データが整理できたら自分が患者になったつもりで順位をつける。

1. 外観の美しさ。
2. 看板の美しさ、目立つ度合い。
3. 医院の外観から判断できる規模。
4. 写真から判断できる総合的な競合力の強さ。

※院長の気持ちは 10 年経過していても、「この間リニューアルしたばかり」と思っているケースが多いものである。しかし外観は確実に老朽化している。競合先の医院と写真で比較することで、院長に気付きを与えることが経営改善対策の第一歩である。

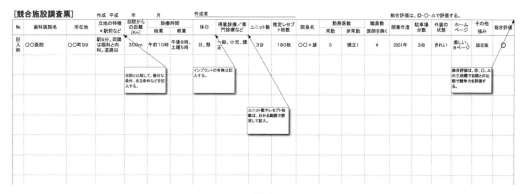

図 1

3）診療圏の変化状況の把握

　診療圏分析では一次診療圏の変化と競合状態を分析する。一次診療圏は 70％の患者が来

ている地域である。都心では半径 500 m、郊外では車で 10 分程度の地域であるが、交通機関や道路事情によって変化する。このうち、来院患者数が多い地域の変化は重要である。患者が多い地区や増加している地区に対して重点的にマーケティング対策を講じることを考える。

4）診療圏調査

　診療圏調査は、例えば 6 月と 7 月など 2 か月程度の月の来院患者について、住所を地図上にプロットし、診療圏の広がりと形状を把握する。さらに、地域をいくつかに区分し、過去 3 年間の地域別の患者数の増減を把握する。そして診療圏内の他医院の近くの状況を見て、競合力を評価する。

【手　順】

①半径 3km 程度の地図に半径 500 m の円を描き、競合する歯科医院の所在地を黒の☆などで表示する。郊外で車を中心に使う地域ではもう少し大きな地図が必要になる。

②患者さんが来ている場所、つまり自宅か勤務先を過去 3 年間プロットする。レセコンからCSV でデータを出せる場合はエクセルなどの表計算ソフト等にコンバートしてゼンリンの地図ソフトに読み込ませると簡単に作成できる。普通の月を 1 か月から 2 か月選定すればよく、レセプト 300 枚くらいであれば 2 か月分、レセプトが 1,000 枚を超えると 1 か月で十分である。ただし、それができない場合には手でプロットする必要がある。

③次に 70％の患者が集まっているエリアをマーカーで線引きする。当然いびつな線で囲まれたエリアになる。この地域を大きな道路や町名で 4 つから 5 つのエリアに分割し、地域ごとに増減数を数える。患者を現す点が密集している地域や増えている地域はその医院にとっての重要地域である。患者が大きく減少している地域、大きく増加している地域を把握し原因を想定する。また、いびつな形で診療圏がえぐれている場合はその原因を想定する。

④診療圏内の競合病院を google マップで「歯科」と入力して検索する。

⑤ google マップのストリートビューで外観を確認しホームページをチェックして競合力を判定する。

④診療圏調査が終わると、必ず現地を歩き、圏内の歯科医院との競合状況や商業施設、団地、住宅街、歩いている住民の年齢層、駅からの人の流れ、幹線道路からの車の流れと距離、駐車場の停め易さ、などの状況を把握し、医院の改善対策の情報を得る。

5) 患者増減の理由を探る。

　診療圏調査から多くの情報を読み取ることが出来る。沢山の患者が来院している地域は、広告宣伝効果が高いエリアである。患者が増えている地域ではなにかプラスの要因があるはずで、逆に患者が減少している地域ではマイナスの要因があるはずである。患者の増減に着目してその理由を分析し対策を実施する。

　図 2 は一つの地区で患者が大幅に減少していた場合の例である。

	状況（IS）	比較する事実（IS NOT）
問題	患者数が15％減少した	地域内の歯科医院平均では患者数減少は5%減にとどまっている
発生場所	第三地区で患者数が30%減少している	隣接する第二地区では再開発で 1 千戸も立ち退いたが減少していない。また、第四地区では微増している。
発生時期	昨年に入ってからの減少が大きい	一昨年の減少率は他の地区とほぼ同じである

調査結果：第三地区で新たにオープンしたショッピングモールに、歯科医院が開業していた。

対策方向：① テナントの歯科医院を差別化するマーケティング対策の実施 ② 第三地区を重点に継続患者を自院に囲い込む対策の実施

図 2

6) 診療圏の形状から状況を把握する

　一次診療圏の広がりや形状で医院経営の安定度、自院の競合力を把握する。

（ケース 1）狭い診療圏の場合。診療圏が小さく、半径 500 m のなかに納まっているケースである（図 3）。都心では半径 250 m に入っているケースがある。このような医院はこのエ

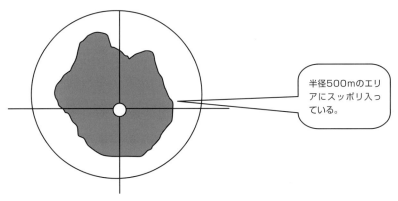

半径500mのエリアにスッポリ入っている。

図 3

リアに新しい歯科医院が開業したり競合医院がリニューアルすると直撃を受ける可能性がある。

(ケース２) 地理的な原因はないのに診療圏が欠ける場合（**図４**）。極端に表示したが、空白のエリアは競合医院に負けているため患者数が少ないことが示されている。患者が減少していないエリアでは自院が強いことが分かる。

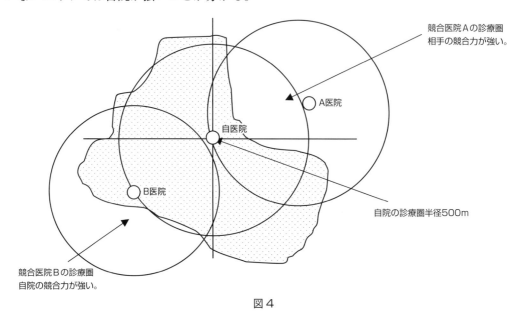

図４

3. 内部環境変化の把握

(1) 経営数値の変化状況の把握

　過去３年間のクライアント医院の経営数値の変化を財務諸表や決算書、確定申告書などの書類から把握する。

- ・医業収益、レセプト枚数、自費率・金額、その他の変化
- ・貸借対照表、損益計算書、キャッシュフロー計算書など経営数値の変化
- ・１日患者数、初診患者数、再初診患者数、再診患者数、延患者数の変化

(2) 経営資源の変化状況の把握

　経営資源の変化状況を把握する。特に、勤務医と歯科衛生士数は売上に直結するため重要である。また、ベテラン医師や従業員がいる場合は退職金の原資を確保しておく必要がある。

- ・勤務医、従業員数、最適必要人員数、定着率、退職金支払額の予測
- ・チェア、レントゲン等の経過年数、外観・内装の状況、その他
- ・広告宣伝の状況：ホームページの状況、看板の状況、その他

（3）患者の変化状況の把握

1）5歳刻み男女別患者数調査

　患者の数を5歳刻みで男女別に集計してグラフ化する。5月、6月など通常月の患者数の5歳刻み男女別データを過去3年間作成し、比較する。

①中心的な年齢層と性別を把握する。医院で想像しているものとずれていることが多いものである。

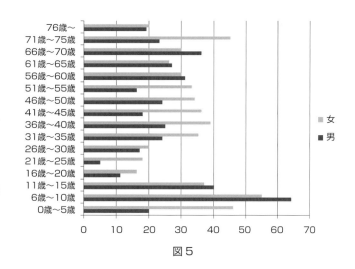

図5

②重要な年齢性別ターゲットの　増減がわかる。大きな変化がある箇所をマークし、原因を推定する。

③自治体の人口統計データから5歳刻み男女別患者数を把握しグラフ化する（図5）。地域の患者グラフと自医院の患者グラフの違いから、強みと弱みを把握する。さらに、あるべき姿を検討する。

2）患者イメージ調査

　患者イメージ調査は患者からみた医院の強み、弱みを把握するうえで重要である。さらに改善点や強化すべきポイントを把握する。

　調査票のサンプルを図6に示す。患者満足度の構成要素を17の質問に分解したものである。

　各項目について5段階のイメージで回答してもらう。また、必ず定性的なデータを記入していただくことが必要である。

　このとき、お気づきの点だけでなく、何か良いと感じていただいていることも記入していただくことで、患者満足のポイントと問題点を把握することができる。

　次に、全体を集計する（図7）。医療機関では多少不満があっても普通と回答する可能性が高いため、確実に満足したと考えられる「非常に」と「やや」の合計比率を見る。90％以上を青、80％以上を水色、70％を下回る項目は要注意として黄色で着色する。この患者イメージ調査は、毎年定点で実施して、前年と比較し、強化すべき強みと改善すべき弱みを把握する。

患者さま各位

患者さまアンケート

○○歯科医院

拝啓　ますますご清栄のこととお慶び申し上げます。さて、○○歯科医院ではよりご満足いただける歯科医療の提供を目指してアンケート調査を行わせていただきたいと思います。
お手数とは存じますが、よろしくご協力いただきますようお願い申し上げます。　敬具

【アンケート】
○○歯科医院のイメージについて、該当する場所に○印をつけてください。
(例)

回答しやすい	非常に	やや	普通	やや	非常に	回答しにくい
明るい	非常に	やや	普通	やや	非常に	暗い
新しい・近代的	非常に	やや	普通	やや	非常に	古い・歴史のある
おしゃれ・都会的	非常に	やや	普通	やや	非常に	まじめ・野暮ったい
清潔	非常に	やや	普通	やや	非常に	きたない
先端技術	非常に	やや	普通	やや	非常に	古い技術
待たせない	非常に	やや	普通	やや	非常に	待たせる
丁寧	非常に	やや	普通	やや	非常に	乱暴
やさしい	非常に	やや	普通	やや	非常に	こわい
痛くしない	非常に	やや	普通	やや	非常に	痛くする
値段が高い	非常に	やや	普通	やや	非常に	値段が安い
ドクターの感じが良い	非常に	やや	普通	やや	非常に	ドクターの感じが悪い
スタッフの感じが良い	非常に	やや	普通	やや	非常に	スタッフの感じが悪い
頼りになる	非常に	やや	普通	やや	非常に	頼りない
上手	非常に	やや	普通	やや	非常に	下手
手際が良い	非常に	やや	普通	やや	非常に	手際が悪い
患者の身になる	非常に	やや	普通	やや	非常に	医院の都合を優先する
安心できる	非常に	やや	普通	やや	非常に	不安になる

２．最後に、○○歯科医院についてお気づきのところがあればご記入ください。
できれば、何か良いとお感じいただいていること、何かお気に入りのところを一つでもご記入ください。ドクター、スタッフ一同励みになりますので。

_____

_____

_____

_____

ご協力ありがとうございました

図６

○○歯科医院　患者さまアンケート集計結果

		非常に	やや	普通	やや	非常に	
1	明るい	20	17	13	0	0	暗い
2	新しい・近代的	17	23	8	0	0	古い・歴史ある
3	おしゃれ・都会的	10	21	18	0	0	まじめ・野暮ったい
4	清潔	30	13	6	1	0	きたない
5	先端技術	21	17	8	0	0	古い技術
6	待たせない	38	7	5	0	0	待たせる
7	丁寧	35	9	5	0	0	乱暴
8	やさしい	30	14	6	0	0	こわい
9	痛くしない	22	16	10	1	0	痛くする
10	値段が高い	1	12	34	1	0	値段が安い
11	ドクターの感じが良い	20	21	8	0	0	ドクターの感じが悪い
12	スタッフの感じが良い	30	14	6	0	0	スタッフの感じが悪い
13	頼りになる	27	13	9	0	0	頼りない
14	上手	25	14	9	0	0	下手
15	手際が良い	27	15	8	0	0	手際が悪い
16	患者の身になる	19	14	16	1	0	医院の都合を優先

図 7

(4)　従業員の意識状況の把握

　従業員満足は患者満足に反映するため、毎年 1 度は状況を把握する。1 人 30 分でコンサルタントがインタビューを行う。第三者の面談によって不満に対するガス抜き効果も得ることができる。調査では人事制度や仕事の満足と給与賞与の満足度についても聞きだす。上司、仲間とのコミュニケーション、忘年会などインフォーマルなコミュニケーションの状況の質問で組織風土を把握できる。不満や問題点、要望などを聞き出すことで従業員活性化のヒントをつかむこともできる。

(5)　業者の医院に対する評価の把握

　技工所、材料業者などの業者は担当エリアのなかで訪問先歯科医院を多数もっている。担当者は担当医院を比較評価しており、彼らのアドバイスは有益である。このため、歯科医院を回っている担当者を 2 ～ 3 社呼び、インタビューを行う。調査項目は、当該医院の医療技術のレベル、業者からみた院長や従業員のパーソナリティ、医院の風土、さらに地域の他の歯科医院と比較した患者数や評判などである。質問項目をシートに整理して失礼のないようにヒアリングを行うことが重要である。

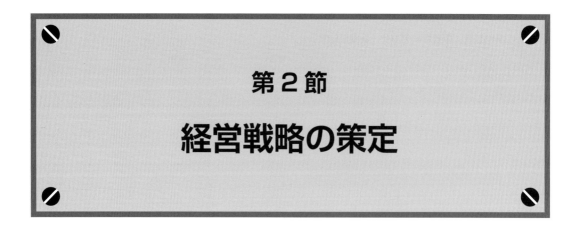

第2節

経営戦略の策定

1. 成長戦略と競合戦略

　経営戦略は、成長を続けるための「成長戦略」と、競合に勝ち残るための「競争戦略」の両方を検討する必要がある。このとき、自院の価値の源泉となっている技術やもの＝コアコンピタンスを把握する必要がある。コアコンピタンスは競争力の源泉であり、これを強化することで成長可能性が高くなり、逆に安易に捨て去ってしまえば、成長機会を失ったり、競争力をなくしてしまうことがある。

　歯科医院のコアコンピタンスの一つは治療技術である。歯科医師には常に研修と研鑽が必要である。また、患者は歯科医療技術そのものではなく、「痛くしない治療」「丁寧な説明や傾聴」「親切な対応」「治療が長持ちする」などのイメージで治療技術を評価している。さらに、治療技術以外の、地域での名声やCTなどの先端医療設備、美しく清潔な医院の建物、落ち着ける待合室、さらに駅からの交通の便や駐車場の停め易さなどが「競争力の源泉」となっている場合があり、これらを把握しておく必要がある。

2. 成長戦略を検討する

(1) 製品−市場マトリックス（図8）

　「製品」と「市場」、「現在」と「新規」という軸を組み合わせ、次のようなマトリックスを描くことができる。これをアンゾフの「製品−市場マトリックス」と呼ぶ。歯科医院では、製品は医療サービスであり、市場を患者層あるいは診療圏と考えることができる。

医療サービス／市場	現在の医療サービス 診療内容	新しい医療サービス 診療内容
現在の市場	市場浸透戦略	製品開発戦略
新しい市場	市場開拓戦略	多角化戦略

図8　製品−市場マトリックス

製品市場マトリックスから、次の４つの成長戦略の方向を検討することができる。

1）市場浸透戦略

　現在実施している医療サービスや診療内容のままで成長させる戦略である。現在の患者に対して売上高を伸ばす方法と、現在の診療圏のなかで新しい患者を見つける方法がある。例えば、前者は自費治療を増やす方向であり、後者はキッズコーナーを作るなど子供連れの主婦を集めるなどの方向である。一般的にリスクは小さいが大きな成長は期待できない戦略方向である。

2）市場開拓戦略

　現在の医療サービスを、新しい患者層や診療圏に投入して成長を図る戦略である。例えば、分院の開設、訪問歯科診療の開始などである。一定のリスクと投資を伴うが、一定の成長性が期待できる戦略である。

3）製品開発戦略

　新しい医療サービスを、現在の市場＝患者や診療圏に投入することで成長を図る戦略である。例えばメタルフリーのセラミックを使用した審美歯科を本格的に開始する、定期予防管理を開始するなどである。一定のリスクと投資を伴うが、魅力ある新しい診療によって成長性が期待できる戦略である。

4）多角化戦略

　新しい医療サービス、患者層、地域など、新規分野に進出することで成長を図る戦略である。例えば、郊外の一般歯科が駅前で審美歯科を開設する、あるいは歯科医療をはなれて介護施設を経営する、老後のためにアパート経営を始めるなどが考えられる。投資額が大きくなり不確実性も高くリスクも大きいが、成功すると大きな成長を図ることができる戦略である。

（2）ポートフォリオ分析（図９）

　これは市場シェアと市場成長率から将来の事業設計を行うためのボストン・コンサルティング・グループ（BCG）のPPM（Product Portfolio Management）という手法であるが、後にゼネラル・エレクトリック社はマッキンゼー社と共同で９つのセルからなる戦略的事業計画グリッドという手法に発展させている。ポー

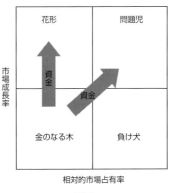

図９

トフォリオ分析の直接の目的は、事業のキャッシュフローの状況を目で見て確認することである。4つの象限のうち、「金のなる木」は成長率は低いが、地域での市場占有率が高く、医業収益が大きい象限である。「花形」は市場成長率が高く、シェアを維持するためには継続的な投資が必要で残る収益は低くなる。「問題児」は成長性が高く今後重要であるが占有率が低く、今後もかなりの投資が必要となる象限である。「負け犬」はすでに成長率も低く市場占有率も低いので、これから投資しても収益の拡大が困難な分野である。金のなる木で生まれた資金を、「花形」と「問題児」に投資することで成長を考える。

　図10に一例を示す。ある歯科医院が地域一番の歯科医院の想定データとの比較で市場占有率と成長率を評価すると次のようになった。なお、成長率は地域の市場全体の想定成長率である。

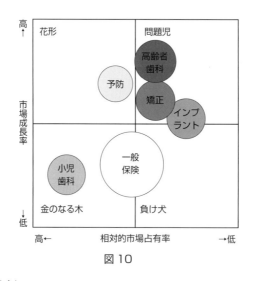

図10

（3）ライフサイクル分析

　ライフサイクル分析は、成長戦略としてどんな商品や技術を取り扱うのかを決めるための分析である。商品や技術、製品にはライフサイクル＝寿命がある。それは、新しく開発されてから市場に出始める「導入期」、新しいもの好きの人や企業などに次第に認知されて利用が広がって行く「成長期」、そして市場に広がり普通に利用されるようになった「成熟期」、そして次第に利用されなくなり古い技術やものになってゆく「衰退期」というライフサイクルをたどる。

　歯科医療は新しい技術や材料が開発され激しく進歩している。例えばインプラントは、数年前は高度先進医療の代表であったが、今では成熟化しどこの歯科医院でも受けられる特殊な義歯の一つになった。コーヌスデンチャーなど、10年前は夢の義歯といわれたが今ではあまり実施されない治療法もある。これから重点を置く治療を考えるときに、視覚的にヒントが得られる分析方法である。図11には、その一例を示している。

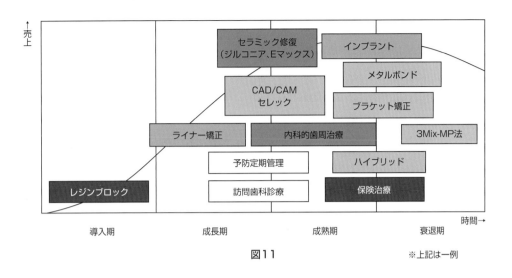

図11　　　　　　　　　　　　　　　　　　　　　　　　※上記は一例

3. 競争戦略を検討する

(1) 3つの基本戦略（図12）

　マイケルポーターは、競争優位を獲得するためには、差別化戦略、コストリーダーシップ戦略（低価格戦略）、そして特定の領域に絞り込んで競争優位を作りだす焦点戦略の3つの基本戦略のいずれかを構築する必要があるとしている。焦点戦略は、さらに焦点差別化戦略と焦点コストリーダーシップ戦略に分けられる。例えば「クリスチャン・ディオール」などの世界的ファッションブランド企業はブランド力で世界的に差別化して競争優位を保っている。「ユニクロ」は逆に低価格と高品質で強い競争力を持ち世界に進出しつつある。これに対して、特定の市場で強みを発揮している企業がある。例えば「ミキハウス」は子ども服では圧倒的なブランド力をもっている。また「しまむら」は中高年向け婦人服で圧倒的な低価格戦略で他の追随を許さない戦略を展開している。

優位性 戦略の標的	独自性	低コスト
業界全体	差別化戦略	コストリーダーシップ戦略（低価格戦略）
特定の市場セグメント	焦点（差別化）戦略	焦点（コストリーダーシップ）戦略

図12　3つの基本戦略

　このように、業界全体を対象とした差別化戦略、低価格戦略と、特定の市場をセグメントし、そこで差別化する戦略と、そこで低価格で競争優位を勝ち取る戦略の4つがある。大部

分の歯科医院は、都心ではおよそ半径500 m程度、郊外では半径4km程度の診療圏のなかで経営している。一般の歯科医院での経営戦略は、基本的に焦点差別化戦略である。低価格戦略は共倒れになるリスクが高いため、選択すべきではない。そして、差別化するためには、環境変化のなかでの自医院の強みや弱みを正しく評価しなければならない。

(2) 競争戦略の策定手法SWOT分析

競争戦略の策定手法で最も多用される手法がSWOT分析である（図13）。外部環境の変化から生じる機会（Opportunity）と脅威（Threat）、内部環境の変化から生じる強み（Strength）弱み（Weakness）の4つの頭文字をとってSWOT分析と呼んでいる。自院の「機会＝チャンス」につながる環境変化と「脅

SWOT分析の考え方

	機会（Opportunity）	脅威（Threat）
強み（Strength）	機会に自社の強みを生かして成長機会を得る。	自社の強みで脅威を避ける。
弱み（Weakness）	機会を捉えるのに障害となる弱みを解決する。	競争せず競合の回避を考える。

① 「機会」と「強み」を生かし、戦略的に他院を差別化するテーマを策定する。
② 「機会」と「弱み」から、戦略的に強化すべきテーマを優先づける。

図13

威＝ピンチ」につながる環境変化、競合医院との比較での「強み」と「弱み」を把握し、経営の方向性を検討する手法である。

SWOT分析から次の4つの方向性が得られる。「機会に強みをぶつける」、「弱みを強みにまで強化し機会をつかむ」、「自医院の強みを生かして脅威を避ける」、「脅威に対して弱みがある場合は競争を避ける」である。「機会に強みをぶつける」方向性を選択するのが定石である。

1）機会に強みをぶつける

SWOT分析で大切なのは、「機会に対して自院の強みをぶつける」考え方である。例えば、マイナス3にプラス3を加えてもゼロである。ゼロでは他の歯科医院と同じレベルであり患者に選んでもらえる理由にはならないのである。ところがプラス1のささやかな強みがあれば、そこに3を加えるとプラス4になる。すると突出するので

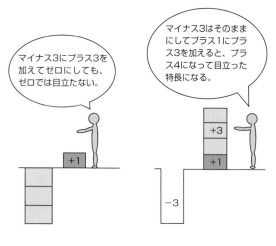

図14

強い印象を与えることが出来る。特長がある歯科医院のほうが患者さんに選ばれる可能性が高くなる（図14）。

2）弱みを強みにまで強化し機会をつかむ

　大きな機会が生じており、自院には弱みがあるが、何とか対応すれば一歩抜け出せる、という場合には、その弱みを解決する必要がある。このとき留意すべきポイントはまわりの歯科医院を上回ることである。まわりと同じレベルまで改善するだけでは効果が期待できないということである。

3）自医院の強みを生かして脅威を避ける

　外部環境のマイナス変化によって自院に脅威が生じた場合、自院に強みがあれば、その強みを強化して脅威を避ける方向を考える。

4）脅威に対して自医院に弱みがある場合は競争を避ける

　外部環境の変化によって生じた脅威に対して弱みがあるときはその部門での競合を回避する。負ける戦いのために同じ土俵に上がる必要はないと考える。

(3)　競争戦略の策定手法　3C分析

　3C分析は、「顧客（Costomer）」、「競合（competitor）」「自社（company）」の3つの軸で経営戦略の方向性を検討する。医業経営では、患者、競合、自医院となる。前述のSWOT分析と並んで多用される手法であり、3C分析のポイントは次のとおりである。

1）顧客・患者分析

　自医院が提供する医療サービスを必要とする患者層を把握する。診療圏内の患者の人口動態、年齢構成、地域別の居住人口や世帯数などの情報、さらに小学校や幼稚園の所在情報などから、患者が求める歯科医療サービスを予想する。

2）競合分析

　診療圏内の競合歯科医院の立地や、看板、ホームページ、診療内容などを把握する。特に立地と看板、ホームページは重要である。立地以外は対策が可能であり、いかに競合歯科医院よりも患者に選んでいただける状況を作りこむかという観点で現状を見直す必要がある。

3）自院分析

　顧客・競合分析の結果を踏まえて、自医院の対応方向を見直す。そのとき、自医院が強い競合力を持つ事項を中心に展開方向を検討する。そのために、過去3年間の自医院の売上、診療圏の変化、5歳刻みの男女別患者構成の変化、患者アンケートや業者の評価などを踏まえて、自医院の競合力の源泉であるコアコンピタンスをきちんと評価する。

4. 競争地位別戦略を考える

　競争環境の地位によって、投入できる経営資源、人、もの、資金、情報の量と質が異なる。例えば、20台以上の診療ユニットを備えた地域のリーダー医院と、2台のユニットで経営している歯科医院では、投入できる資金も違うし採用できる歯科衛生士など人材の質も違ってくる。その結果、競争上の地位によってとるべき戦略が異なるというのがこの競争地位別戦略の理論である（図15）。

相対的経営資源		投　入　量	
		大	小
質	高	マーケット・リーダー	マーケット・ニッチャー
	低	マーケット・チャレンジャー	マーケット・フォロアー

図15　競争地位の類型

（1）マーケット・リーダーの戦略

　地域一番の医院である。マーケット・リーダーの目標は市場規模全体を拡大することと自院の売り上げシェアの極大化、そして最大利潤の獲得である。歯科医療の全域をカバーし、価格競争を避けるだけのパワーがある。競合医院を注視し、新しい動きがあれば追随して先行利益の獲得を許さない考え方である。歯科医院では10台以上のユニット、複数の勤務医、大勢の従業員を雇用し、年中無休で診療をしているような医院である。インプラント、矯正歯科、歯科、審美歯科などすべての領域に対応し、新しくてきれいな建物や医療機器を備え、患者が広域的に集まるようなマーケティング対策の実施で優位を保つことを目指すべきではないかと考える。

（2）マーケット・チャレンジャーの戦略

　いわば地域二番の医院である。市場シェアを拡大しリーダーに追いつくことが目標となる。ただし、投入できる経営資源の量と質がリーダーにおよばないため、全ての領域をカバーで

きないことが多い場合がある。このため特定の診療内容をリーダーより高度にすることで差別化を図る。例えば、インプラントでもリーダー医院とは異なるメーカーや価格帯を採用するなど、何らかの方法で差別化を図る。自費の内容や価格も工夫し、思いきった広告で自院のシェア拡大をはかる。

(3) マーケット・ニッチャーの戦略

　ニッチャーとは隙間狙いである。規模ではリーダーやチャレンジャーに遠くおよばない小規模医院である。このため特定の領域での名声、ブランド化を図る。得意な診療内容について徹底的に磨きあげ、さらに広告やマーケティングを工夫する。例えばデンチャーで高い評判を得て広域的な集患をめざす方法である。あるいは、マイクロスコープによる根管治療を行う、小児歯科に徹してキッズコーナーや子供へのおみやげを工夫するなど、リーダーが簡単に参画できない特定領域でのリーダーを目指すことが強みとなる。

(4) マーケット・フォロアーの戦略

　フォロアーの目標は、厳しい競争環境のなかで生存し続けることである。経営資源の質も量も劣っており勝てる競争環境にない場合は、リーダーや先進の医院が実施するサービスを模倣しリスクとコストを軽減して集患する。そして、保険診療で一定の市場シェアの維持を図る。成長も収益力の拡大もきわめて難しい。このためフォロアーはマーケット・ニッチャーを目指す必要がある。自院の強みを発掘し、それを徹底的に強化することが必要である。

　以上のように、地域における競争上の地位を把握し、とりうる経営戦略を策定する。現実には売上高が５千万円以下の小規模な医院が最も多いのも事実である。この規模の医院が１億円以上の売上をあげている地域一番の大型医院に対抗するには、ニッチャーとして明確な強みをもった成長戦略を検討する必要がある。

5. 経営基本戦略の策定

(1) 経営戦略の全体像

　経営基本戦略は、これまでの調査結果から３年間から５年間の中期的な経営の方向性を策定したものである。全体像は次ページの図16のようになる。経営理念を元に、外部環境の変化と内部環境の変化を踏まえて中期的な経営戦略方向をまとめたものが経営基本戦略である。そして、その下に機能別戦略を策定する。機能別戦略は、基本的には財務戦略、人事戦略、マーケティング戦略、診療技術戦略の４つである。

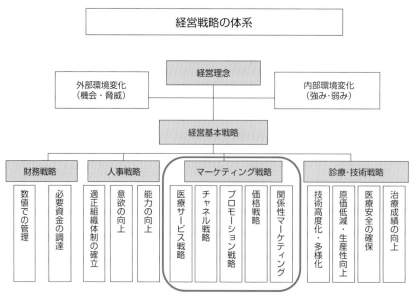

図16　経営基本戦略の全体像

(2) ドメインを確認する

　自医院が経営改善にあたって、軸足を置く場所を確認するためのドメインを確認する必要がある。市場や自分のやりたい診療内容、地域の患者の職業や年齢、性別などを把握し、その医療ニーズを確認しておく。ここをきちんと確認しておかないと経営改善方向の軸がぶれてしまい、不毛な検討作業をくり返すことになる。

(3) ポジショニングを検討する

　その地域で、自費中心の高級医院なのか、あるいは保険中心の庶民的な医院にするのかなど、どんなポジションで経営するのかを検討する必要がある。開業地域の競合医院のポジショニングや患者ニーズも考慮する必要がある。自費中心とするか、保険中心とするかなど、地域の状況と自医院の戦略方向に合わせて検討する。

(4) 経営基本戦略の策定

　経営基本戦略は、総花的になるのを避け、重点志向で真に経営改善のために必要な項目を絞り込むことが大切である。経営資源の分散投資を避け、重要施策に集中投資するためである。

　基本戦略の表現は、経営の方向性を従業員達にできるだけわかりやすく説明できる文章表現を工夫する。そして達成すべき目標数値を設定する。売上や利益だけでなく、従業員に公

開するための初診患者数、レセプト枚数、自費売上金額、インプラント埋入本数などの目標値も設定しておく。売上と利益だけの目標値では、儲け主義との批判を生む可能性があるためである。

(5) 戦略目標と目標値

経営戦略と目標値の関係を整理すると、対策の有効性と達成期限を明確にするために、「どんな方向性に進むのか」を考える必要がある。これが経営戦略である。次に、自院の外部環境、内部環境を踏まえて「何を」「どこまで」やりたいのか、「いつまでに」「どれだけ」達成するのかを明確にする。これが目標値である。これらを明確にすることで、経営戦略より確実に推進できる。

1) 経営目標

経営基本戦略の目標、つまり売上高、患者数、医業利益など、戦略的に経営を改善して目指すべき医院全体の目標と目標数値である。売上高、医業利益、自費率、レセプト枚数、レセプト1枚あたり点数などであるが、「院長は儲け主義だ」などの誤解を避けるため、初診患者数と延べ患者数などの目標値を設定して従業員に公開するなど、納得性に配慮する必要がある。

2) 機能別戦略目標

経営目標を達成するための機能別戦略の目標である。マーケティング戦略、診療技術戦略、人事戦略、財務戦略それぞれに目標と目標値を設定する。予算の確保も必要になる。何をどこまで強化するか、何のために、何を、いつまでに購入するか、という具体的な検討が必要である。

3) 日常管理目標

経営学では、問題とは目標と現実のギャップのことを言っている。さらに問題には戦略的に強化して大きく問題解決を図るものと、日ごろから小さな改善を積み重ねて解決すべきものがある。後者が日常管理で、日頃の改善や工夫によって、らせん階段を登るように少しずつ医院の管理レベルを向上させるべき課題である。例えば、自費売上高や患者数など、戦略的に大きく伸ばす目標と、待ち時間の低減やキャンセル率低減など、日常業務での目標と目標値も設定する必要がある（図17）。

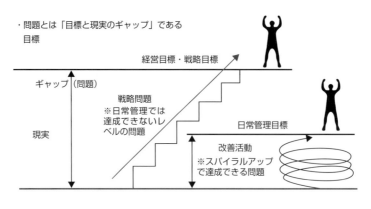

・問題とは「目標と現実のギャップ」である

図17　目標と問題

(6)　機能別戦略の策定

　機能別戦略の策定には、目標展開による方法とバランスト・スコアカード（BSC）による方法がある。目標展開による機能別戦略は、「マーケティング戦略」「診療技術戦略」「人事戦略」「財務戦略」で構成される。また、BSCでは、「売上増大の視点」「患者満足の視点」「人事の視点」「業務プロセス改善の視点」の４つの視点で構成される。それぞれに長所と短所があり、クライアント医院の状況からどちらで策定するかを判断する。

　機能別戦略策定の留意点として、内部から障害が発生することがある。例えば、院長は日ごろの経営で経費をできるだけ減らしたいと思っている。そのために歯科衛生士の募集でも相場より安価な条件で求人を出すことになる。すると、だれも採用できないか、ろくな人材は来ないことになる。マーケティング対策でも、できるだけお金をかけずにやろうと考える結果、看板やリニューアル、ホームページに思い切った投資ができないことになる。すると差別化ができず思うような効果がでない結果となる。診療技術戦略では清潔管理が後回しになり、結果的に患者から見て魅力のない歯科医院から脱却できなくなる。

　これを経営戦略の計画倒れということになる。「経営戦略なんて作ってもダメだよ」という医院のほとんどがこのような状態に陥っている。原因は「経営戦略を確実に実施する」という観点で実施事項が優先づけされていないことである。その意味で経営者の意識改革が重要である。

(7)　マーケティング戦略

　４つの機能別戦略で最重要なのがマーケティング戦略である。歯科医院は一人でも多くの地域の患者の口腔内の健康状態をよくすることが社会的使命である。広告宣伝には地域住民の歯科受療率を向上させる医療広報の役割もある。日本歯科医師会の2018年４月の「歯科医療に関する一般生活者意識調査」では、「歯科健診は先延ばしするほう」（52.7％）と過半

数を占めているが、4人に3人は「もっと早くから健診や治療をしておけばよかった」(75.7%)と後悔している。看板を大きくしたり、ホームページを作るなどの広告宣伝は、歯科健診を受療していない患者を歯科医院に誘導する効果も期待できる。

　マーケティング戦略には次の5つの戦略がある。なお、具体的なマーケティング対策の内容については、「成功する歯科経営最強のマーケティング」木村泰久著／日本医療企画などをご参照いただきたい。歯科医院への経営指導で役立つ具体的な売上増大対策が詳しく掲載されている。

①医療サービス戦略

　マーケティングでは、どんな医療サービスを提供するかという「医療サービス戦略」が重要である。地域の患者ニーズや医院の強み、近隣の競合状況などを勘案しながら、自院が提供する医療サービスを検討する。インプラント、高性能義歯、審美歯科、あるいは定期予防、訪問歯科診療を開始するのかなど、地域のニーズを踏まえながら自医院の医療サービスを検討する。

②店舗・チャネル戦略

　どんな店構えにするかという店舗戦略、患者さんの紹介ルート作りなど、患者を集めるための戦略である。特に、医院の外観、待合室の内装、医療設備の選定などは集患に重要な影響を与える。地域の総合病院や専門医療機関との紹介関係は集患にとって重要である。また、デザインでは医院のドメインやポジショニング、さらに提供する医療サービスを表現しなければならないのである。例えば小児歯科であれば子どもを持つ母親に選ばれやすい外観やデザインが必要であり、インプラントなど高度な歯科医療サービスを中心にするのであれば、信頼性がある近代的なデザインとする必要がある。

③価格戦略

　従来は保険診療が中心であったため、価格戦略は注目されてこなかった歴史がある。しかし最近では保険診療でも「あの歯医者は高い」という口コミが広がる状況にあり、1回あたりの診療単価に配慮する必要がある。また自費治療では価格戦略が重要である。例えばインプラントは価格破壊が進んでいるが、歯科医療は価格変動に伴う需要の変化（価格弾力性）が小さく、激安に追随する必要はないとされている。地域の価格帯を見極めた価格政策が有効である。また、松竹梅の三段階の価格帯を設定して実売価格の維持を図るなどの対策を検討する必要がある。

④広告戦略

　歯科医院の広告宣伝は医療法の広告規制を受けるため、厚生労働省のガイドラインに準拠して検討する必要がある。緩和されたとはいえ表現できないものも多い。広告宣伝手段では

開業支援の章で述べたように看板が最重要である。設置場所に制限はないので、医院の前だけでなく交通量の多い道路サイドに適地があれば野立て看板の設置も有効である。また医院前には必ず置き看板を設置する。これは歩行者の視認性が高く医院への誘導効果も高いからである。

　次にホームページが重要である。ホームページはガイドラインを満たす必要があるが、広告規制を受けず、強力な広告効果が期待できる。歯科医院のホームページの普及率は（公社）日本医業経営コンサルタント協会の歯科経営指標によれば約70%であり、差別化できるものを制作する必要がある。総務省の平成29年度通信利用動向調査では、インターネットの利用者の割合は80.9%に達している。さらに、個人のインターネット利用機器はスマートフォンがパソコンを上回っているため、スマートフォンでも見やすいホームページが必要である。また、世代別の個人利用率では13〜49歳では97%が利用しており、50代が92.4%、60代73.9%、70代46.7%、80代でも20.1%が利用している。医療機関をネットで探す中高年が増えているのである。

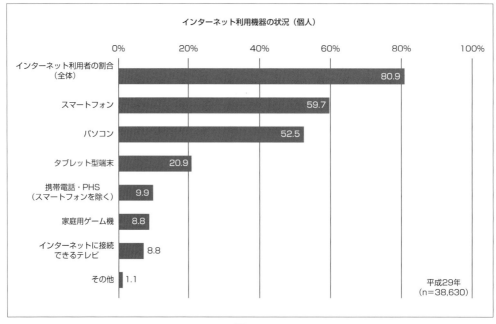

図18

　このため、ホームページがなければ選ばれない状況になっているといえる。しかし、患者が知りたい情報がきちんと網羅され、患者から選ばれやすいホームページをもっている医院は少ないのが現状である。患者が他の医院と比較したうえで自医院を選んでくれるようなホームページを作る必要がある。また、スマートフォン用のホームページは必須であり、レスポンシブウェブサウイトとすることが望ましい。さらに認知度を上げるためにポータルサ

イトの活用が必要である。ただし、患者紹介にあたる危険のあるサイトに注意が必要である。

　タウンページ（職業別電話帳）は、高齢者が調べる可能性があるので、エリアを絞り込み、他の医院よりも広告を大きくして目立たせるのがポイントである。タウン誌による広告も院内セミナーなどの告知手段として有効である。

　広告宣伝予算は、求人広告を含め、概ね売上高の5％程度を目安に計上しておくことをお勧めする。また開業後一度も広告や広告費を見直したことのない医院も多く、費用対効果の観点で絞り込むことで大きな経営改善効果を上げることができる。

⑤関係性マーケティング戦略

　関係性マーケティングとはコミュニケーションのマーケティング対策である。口コミを広げて患者を集めるには、医師や従業員の患者への機転・気配りが重要である。特に、丁寧な説明、親切な対応は患者の共感を呼びやすい。そのため、受付だけでなく医師や従業員全員に接遇訓練を受けさせ、感じのよい応対や話し方に留意する必要がある。また、予約制の歯科医院では患者を待たせない工夫が重要である。さらに、歯科カウンセラーを配置し患者の不安の軽減と自費治療の詳細や支払条件などを説明させると信頼感が形成でき、患者が自分から自費を選択しやすくなる。

(8) 診療・技術戦略

　診療・技術戦略では、強化すべき医療サービス、医療設備の購入や更新などを検討する。例えば、インプラントの強化を方向性とした場合、研修への参加や新しい医療設備の購入が必要になる。CTの購入も必要である。さらに、手術用具の高度な滅菌消毒が不可欠であり、設備の購入や従業員教育が必要になる。医療設備の更新では、ユニットが15年を超えるとかなりの修理費がかかるようになる。新品のリース料との見合いで交換時期を検討する必要がある。

　また、診療技術戦略では必ず5S（ごえす）を確認しておく。5Sとは、整理、整頓、清潔、清掃、しつけ、の頭文字をとったもので、生産管理の基本となる考え方である。モノを探す時間を排除し、労働災害や医療事故の発生を防止し、作業効率を向上させる。

　①　整理：不要な物はすぐに捨てる。余分なものを置かない。

　②　整頓：常に職場をきちんと片づけ、決まったものは決まったところにある状態をつくる。

　③　清潔：常に職場や自分達を清潔に保つ。みだしなみに気を配る。

　④　清掃：定期的に清掃し、汚れたらすぐに清掃する。

　⑤　しつけ：上記の4つを確実に実施し、常に自律的に改善ができるように従業員を躾ける。

　さらに、現場での提案による業務改善を実施項目として入れておき、従業員による小集団活動での業務の改善や効率化を進める。例えば、歯科医院のバックヤードは狭く、無理な動

線や態勢での業務は事故に直結する。また、治療行為や準備作業などでのムラは、クレームややり直しの原因となる。さらに、材料や時間のムダは経費増や残業時間の増加に直結する。これらを従業員が自主的に見直し、PDCA サイクルを回して自分たちで改善し、管理する体制を形成する。

(9) 人事戦略

　成長戦略を実現できる組織にするには、新たな人材の採用と、雇用している医師や従業員の意欲と成長を促す施策が欠かせない。人事戦略の内容は、マーケティング戦略と医療・技術戦略から必要になる組織を実現することである。医療人材の採用と、雇用する医師と従業員の能力と意欲の向上対策が中心となる。人事評価制度などの基盤整備、インセンティブや賞与などの動機づけ対策、教育研修計画、採用計画などを検討する必要がある。

(10) 財務戦略

　財務戦略は、他の機能別戦略を実行するための資金調達とキャッシュフローの確保対策、調達した資金の運用対策である。リニューアルや高額の医療設備の購入資金の借入や、運転資金の借入については資金調達方法や時期を十分検討しておく必要がある。さらに、余剰資金がある場合はその運用や、院長のライフプランに合わせた長期資金計画なども検討しておく必要がある。税理士事務所には必ずキャッシュフロー計算書の作成を求める。また、消費税の支払額などのキャッシュアウトの予想を把握しておくことが重要である。

(11) ハード、ソフト、ハートの3方向による機能別戦略の検証（図18）

　経営戦略では設備投資や医院の内装などハードの改善に合わせて、診療科目や、看板などのデザイン対策、管理業務効率化のためのシステム化などのソフト面、そして、経営理念の策定や接遇、人事評価、医師や従業員の心構え、などハート（コミュニケーション）面の改善を含め総合的な対策を講じる必要がある。ハード、ソフト、ハートの3方向からもれ落ちを検証する。

I ハードのリニューアル	1. 外観	看板、外壁、エントランスの改良、塗り替えなど。（建物の定期改修を含む）
	2. ユーティリティ	駐車場の整備、エレベーターの設置、階段の拡幅、院内土足化、キッズコーナーの新設、シャワートイレ化など
	3. 内装	壁、ドア、照明、家具、調度品など
	4. 備品	テレビ、音響設備、書籍など
	5. 医療機器	デジタルレントゲン、ユニットの交換、CAD/CAM、ディスプレイ、位相差顕微鏡、高周波、レーザーなどの導入

Ⅱ ソフトのリニューアル	1. 診療科目	インプラント、予防歯科、訪問歯科診療など、患者ニーズに沿った診療の追加
	2. デザイン	看板、診察券、その他デザインの見直し
	3. マーケティングツール	パンフレット、院内報、しおりなどの情報発信ツールの制作
	4. 管理システム	電子カルテ、ビジュアルソフト、予約システムの導入、レセコンの入れ替えなど
	5. 広告宣伝	電柱広告、ホームページ、各種媒体広告など、広告宣伝の見直し

Ⅱ ハートのリニューアル	1. 経営理念	経営理念や診療方針の明確化と、医師・従業員への徹底
	2. 接遇	マニュアルやロールプレイングを使った接遇の高度化。医師や従業員の話術
	3. 気配り	医師や従業員の機転や気配り。患者さまとのコミュニケーションの高度化
	4. 管理システム	褒賞制度や成果主義賞与など、従業員への動機づけができる人事施策の導入

図18

(12) 目標展開による機能別戦略の策定手順

　目標展開による機能別戦略の策定方法は、基本戦略から4つの機能別戦略を目標と手段の関係で展開していく方法である（図19）。

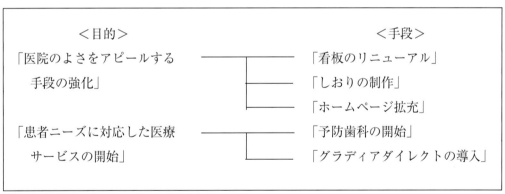

図19

　目的と手段の関係に整理できたら目標管理シートに転記する。概略は次の**表1**のようになる。次に重点づけをする。戦略項目で2～3項目を拾いあげる。

表1　「マーケティング戦略目標管理シートの記入例」

機能別戦略	戦略項目	目標値	実施事項	目標
財務戦略				
人事戦略				
マーケティング戦略	1 医院のよさをアピールする手段の強化 2 患者サービスに対応した医療サービスの開始	患者30%アップ 9月までに実施	1-1　看板の… 1-2　しおりの… 1-3　ホームページの… 2-1　グラディアダイ…	
診療技術戦略				

(13) バランスト・スコアカード（BSC）による機能別戦略の策定

　バランスト・スコアカードは米国のカプランとノートンが開発した目標管理の手法で、産業界だけでなく病院でも導入が進んでいる。特徴は「財務の視点」「患者満足の視点」「従業員の意欲と能力向上の視点」「業務プロセス改善の視点」の４つの視点で因果関係を考慮しながら重点志向で目標を設定することである。

　BSCの欠点として、検討に時間がかかることがあげられる。事務長もいない小規模歯科医院では簡易的なBSCによる目標管理の実施方法の工夫が必要である。このため、重要成功要因に留意する。これはその施策を成功さるために欠かせない要因のことで、KFS（Key Factor of Success）と呼んでいる。

４つの視点ごとに重要成功要因を考え施策をカード化したら、施策の因果関係を整理する（図20）。全体をよく読み、目的と手段、原因と結果など、因果関係のあるカードを線で結ぶ。そして最後に、重要なカードを４つの視点ごとに整理して「戦略マップ」を作成する。全体の施策の連鎖と因果関係が分かるように関連線で結んでみる。図21は歯科医院でのサンプルである。

■4つの視点で施策を立て、因果関係で連鎖しながら戦略を達成する。

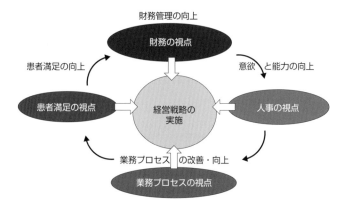

図20

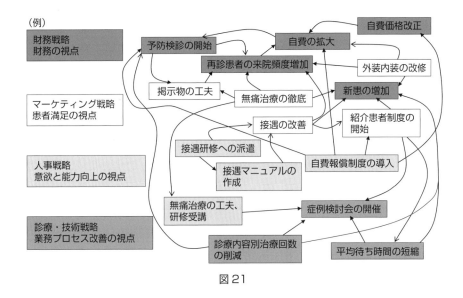

図21

次に、それぞれの視点ごとに目標値を検討する。目標値の一例（図22）を示す。

1．財務の視点	2．意欲と能力向上の視点
① 目標利益 ② 目標売上高（本院、分院、診療科別） ③ 目標患者数（新患、再診、予防検診） ④ 借入れ金利の低減率	① 改善提案件数 ② 自主勉強会開催数 ③ 外部教育研修参加回数・人数 ④ 自費報奨金支払額
3．患者満足の視点	4．業務プロセス改善の視点
① 顧客満足度アンケート評点 ② クレーム発生件数 ③ 紹介来院件数 ④ 接遇勉強会開催回数 ⑤ リコール率	① 診療内容別治療必要回数 ② 症例検討会開催数 ③ マニュアル整備件数 ④ 無断キャンセルの削減 ⑤ 平均待ち時間の短縮

図22

（14）実行計画の作成

　4つの機能別戦略の場合もBSCの場合も、経営戦略の確実な実行を担保するために実行計画の作成が欠かせない。特に、最初の1年間の実施事項はできるだけ具体的に決めておく必要がある。特に、設備投資計画やリニューアル計画など、高額の資金を投下する項目については、目的と投下資金の限度額、投資時期などを設定しておく必要がある。そして、機能別戦略を実行計画レベルまで記載した目標管理シートを作成する。特に、歯科医師は資金的に余裕ができると、思いつきで高額の医療設備や高級乗用車などを購入したりしがちなので、コンサルティングにあたっては十分に留意する必要がある。

1）目標管理シートの作成

①4つの機能別戦略ごと、あるいはBSCの4つの視点ごとに、目標管理シートに達成期限

や担当者など、必要な事項を検討して記入する。このとき、経営戦略の方向性と整合しているかどうかを十分検討する。

②戦略目標の策定：４つの機能別戦略ごとに、総花的にならないよう重要な戦略目標を２つから３つ程度書き出す必要がある。

③期待成果の明確化：その戦略目標によって得られる期待成果＝直接の目的を確認する。

④目標値の設定：今年度の目標値を設定する。

⑤評価指標の設定：目標値の達成状況をはかる「ものさし」としての単位、期限など。

⑥年度実施計画の記入：例えば戦略目標が３つの場合は、３つのそれぞれについて２～３項目の実施計画を記入する。このとき、その計画の責任者と担当者を決めておくことが重要である。

⑦補足説明：責任者、担当者と話し合いながら、重要事項があれば事前に取りきめておく必要がある。

年度　機能別戦略目標管理シート　　　　　　　　　　　　　　　　　　　　　　　　　　　　　様式-1

○○年度	戦略目標	期待成果	年度目標値	評価指標	年度実施計画・アクションプラン	責任者	担当者	解説・補足説明
Ⅰ マーケティング戦略	1 2 3				1-1 1-2 2-1 2-2 3-1 3-2			
Ⅱ 診療技術戦略	1 2 3				1-1 1-2 2-1 2-2 3-1 3-2			
Ⅲ 人事戦略	1 2 3				1-1 1-2 2-1 2-2 3-1 3-2			
Ⅳ 財務戦略	1 2 3				1-1 1-2 2-1 2-2 3-1 3-2			

※戦略の実施にあたって重要な項目に絞り込む。

図23　目標管理シート

2）部署別の目標管理シートの作成

分院がある歯科医院では、分院ごとに医院全体の戦略を分解し、目標管理シートを作成する。手順は前項と同じである。このとき、分院長だけでなく、主任衛生士、受付主任など分院の経営幹部も含めて一緒に制作すると、分院経営における問題点や課題とその解決策などについての共通認識と一体感が得られる。院長（理事長）と分院の院長など幹部とで達成レベルや内容など十分な擦り合せを行うことが重要である。

3）人事評価との連動

個人目標まで展開して達成の実効性を確保し、達成度を評価するため人事評価の業績評価

の資料とする。人事評価面接の際にその人の担当となっている項目を「個人目標管理シート」に記入する。このとき、期限や目標値などは納得性に配慮しながら設定することが大切である。

　そのため、全体ミーティングを開き、差し支えない範囲（患者数など）で経営戦略と経営目標を従業員に公開する。次に、従業員の個人面接を行い個別に協力を要請する。また、個人の担当業務を与え、実行計画と達成目標を一緒に考える。

　これを数年継続すると、似たような目標ばかりになりマンネリ化してくる。その場合は、人事評価の結果を参考に担当させる業務を変えたり、実行計画や目標値を見直すなどの工夫が必要になる。

個人目標管理シート　　　　　　　　　　　　　　　　　　　　　　　　　　　　　　　BSC－様式-2

目標設定シート		面接日　年　月　日		氏名　　　　　印	所属部署		面接者（一次評価者）　　印	
	No.	実行計画:アクションプランの確認			個人行動計画		成　　　　績	
		実行計画・年度達成計画 （上位計画の最重要課題を確認する）	年度目標値 （数値で確認する）	評価指標 （数値で確認する）	行動目標 （年度達成計画の自分の役割を記入する）	評価指標 （数値で確認する）	結　果 （達成状態を記入する）	評価指標 （数値で確認する）
戦略目標								
		日常管理・能力開発目標 （日常の重要業務・必要能力を確認する）	年度目標値 （数値で確認する）	評価指標 （数値で確認する）	行動目標 （業務レベル，能力開発の達成目標を記入する）	評価指標 （数値で確認する）	結　果 （達成状態を記入する）	評価指標 （数値で確認する）
日常管理目標								
能力開発								

図24　個人目標管理シート

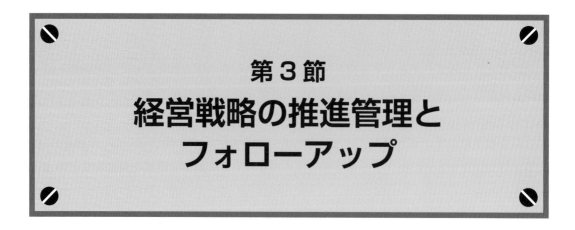

第3節
経営戦略の推進管理とフォローアップ

1. 戦略の推進管理とは

(1) 管理（PDCA）のサイクルを回す

　経営戦略を策定したらそれに従って実行する。しかし、極端な場合には戦略とは全く別の方向性での施策を行ったり、うまくいっていない施策を漫然と進めがちである。経営戦略の推進管理にあたっては「PDCAサイクル」を回すことが重要である（図25）。これは管理のサイクルともよばれ、計画（PLAN）し、実施（DO）してみて、結果をチェック（CHECK）し、問題があれば対策（ACTION）を講じる、という流れの頭文字をとったものである。

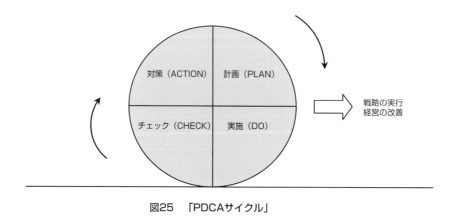

図25　「PDCAサイクル」

(2) 推進フォローの進め方

1) 推進フォロー体制

① 1年単位のローリング

　経営戦略の推進管理は、外部環境変化に備えるため毎年1回必ずローリングを行う必要がある。戦略策定時に行った競合分析や5歳きざみ男女別患者年齢層調査、患者イメージ調査など、基本的な調査をすべて定点で実施しなおして、変化しているところ、変化していない

ところを確認する。さらに、競合歯科医院の外観やホームページなど競合力の変化状況、診療圏の変化についても毎年必ず把握しておく必要がある。総合的に状況を判断し、必要があれば戦略方向の見直しや、目標値の修正、実施項目の追加や削除などを行う必要がある。

②四半期の推進フォロー

　基本的に、3か月ごとに幹部による推進フォロー会議を開催する。出席者は、医療法人理事長、院長、分院長、主任衛生士、受付主任などで構成する。それぞれが実行計画の推進状況を発表する。目的は、年度の経営計画達成のために、患者数や医業収益、レセプト枚数などの四半期の結果を共有し、未達があれば原因を分析して対策を講じるためである。

2）異常時の処置

　目標や実施事項に対して未達や超過がある場合は、その事実を把握して対策方向を検討することが重要である。このとき、理事長や院長が担当者を一方的に批判したり発言するのではなく、それぞれの持ち場の責任者の発表に対して幹部が質問し、妥当であれば承認するという形を取ることが望ましいと思われる。

①未達がある場合：

　　a.未達成の状況を調べる。大きくかい離しているかどうか、今後の期間で挽回できる可能性があるかどうかを判断する。

　　b.未達成の要因を分析する。対策案を検討し、実行計画を修正する。

②目標超過の場合

　　a.未達の場合と同様に状況を調べる。今後の推移を予測し、目標を修正する必要があるかどうかを判断する。

　　b.大幅に目標を超過している場合も要因を分析し、一時的な物なのか、傾向性があるものかを判断する。そして必要があれば目標値を修正したり、戦略が方向性に沿って推進できるように管理する。

③要因分析の考え方

　要因分析にあたっては「QC7つ道具」の活用が便利である。問題をデータによって見える化し、要因を分析しやすくし、改善のヒントを得ることができる。QC7つ道具は、特性要因図、パレート図、チェックシート、層別、散布図、ヒストグラム、管理図・グラフである。要因分析に最もよく使うのは特性要因図である。チェックシートは現状把握を目的とした記録と点検確認のために使用できる手法である。パレート図は、在庫管理の分析などに使用する。層別や散布図は時間帯別の患者数データをとったり、キャンセルの傾向を分析するときに使用する。管理図は異常値の発見に便利な手法である。グラフは5歳刻みに男女別のデータをとり、患者構成の変化を把握するときなどに使用する。QC7つ道具の使い方については、

日本科学技術連盟（日科技連）を始め、多くの参考図書が販売されているので参照することを希望する。

(3) 従業員による改善活動の推進

　戦略の推進には、経営トップのトップダウンの指示命令とともに、従業員から現場レベルで進める改善活動や現場からの改善提案など下から上へのボトムアップの情報の流れが必要である。この現場レベルでの改善活動がQCサークル運動である。経営戦略の推進と現場での改善活動のベクトルを合わせ、経営改善に向けてパワーを結集し、経営の品質を向上させるという考え方がTQM（トータルクオリティマネジメント）である。

　歯科医院では、20代の歯科衛生士や、受付、歯科助手は、歯科大学を出た歯科医師に対して、提案や問題提起をしづらい状況がある。しかし、無理な作業手順や動線が悪いために効率低下を招いている場合などがあり、不満を持っていたりするケースがある。これは院長には分かりにくいことであり、従業員の視点での問題発見と改善を推進することが経営効率向上の鍵になる。

　また、現場での業務改善だけでなく医療技術の習熟も重要である。特に歯科衛生士の手技は歯周病治療において重要な役割を持つため、絶えず技術を研讃させる必要がある。自主的に受講したい研修会を探して受講させるなど、自律的に技術向上を図れる体制を作り、歯科医院全体としての医療レベル向上を図る。

2. 院長が管理する経営数値

　院長は歯科医師であるが、同時に医業経営者でもある。院長が経営者として管理すべき経営数値は次の通りである。

(1) 医院の売上の推移

　（図26）

　歯科医院の売上と患者数は季節要因により増減する。例えば6月はむし歯予防デーなどの国民的なイベントがあるため患者数が増加する。春休み、夏休みも子供の患者が増える。また、11月になると知覚過敏が起きるため来院患者

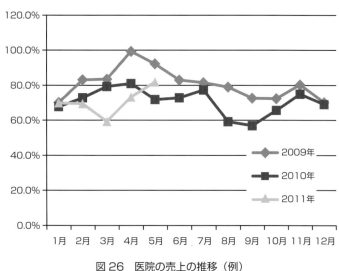

図26　医院の売上の推移（例）

が増える。このように単純に前月比だけを比較しても経営判断を間違う可能性がある。目標
を設定して達成率を月次でグラフ化して状況を把握する。

主な管理項目

1）保険売上金額

　平均保険点数は1診療あたり約550点～650点が目安である。予防型歯科では1診療当た
りの平均点数は500点程度になる。これはレセプト点数が低いため希薄化されるからである。
レセプト1枚あたりの平均点数は地域によってバラツキがある。一定のレベルにとどめて指
導監査に備える必要がある。集団的個別指導はその厚生局管内で上位8％以上になる歯科医
院が対象になる。歯科医師会の整備会などで平均点数の情報などが入る場合はチェックして
対象にならないよう留意する必要がある。定期予防型の歯科医院では希釈され、平均点が下
がるので、この意味でも定期予防を導入するメリットがある。

　表2は、平成30年度の個別指導の多い都道府県の指導監査の件数と発生率である。平成
30年度の個別指導の発生率は全国平均では2.1％であるが、4.0％を超える県が14か所である。

表2　歯科診療所に対する都道府県別、個別指導の発生率（平成30年度）

	都道府県	歯科診療所数	個別指導発生率		都道府県	歯科診療所数	個別指導発生率
1	福島	858	4.4%	14	富山	448	4.0%
2	愛媛	683	4.4%	15	佐賀	415	3.9%
3	青森	532	4.3%	16	滋賀	553	3.8%
4	秋田	442	4.3%	17	熊本	845	3.8%
5	鳥取	261	4.2%	18	栃木	989	3.7%
6	鹿児島	810	4.2%	19	山梨	434	3.7%
7	山形	482	4.1%	20	福井	296	3.4%
8	宮城	1,066	4.1%	21	徳島	429	3.3%
9	島根	267	4.1%	22	静岡	1,766	3.2%
10	高知	365	4.1%	23	長崎	733	3.1%
11	大分	537	4.1%	24	石川	482	3.1%
12	山口	665	4.1%	25	長野	1,028	3.0%
13	沖縄	618	4.0%	26	群馬	982	3.0%

　個別指導になる理由として高点指導の次に多いのは、従業員や患者などによる内部告発である。人事労務対策をきちんと行い、強い不満を勤務医や従業員に感じさせない職場づくりが指導監査を避けるためにも重要である。

2）自費売上金額

　自費率は総売上に対する比率30％を目安とする（ただし、インプラントを行う医院では40％〜50％を目安とする）。これは、保険の利益率は20％〜25％であり、自費の利益率は40％から45％であるため、自費率が30％程度でほぼ保険から得られる利益と自費で得られる利益が均衡して経営が安定化するためである。インプラント、補綴、義歯、矯正に分けて前月比および前年同月比を把握する。

　あまりに自費率が高くなると景気変動の影響を受けやすくなる。自費中心の歯科医院では、景気変動によって売り上げが急減すると簡単に赤字に転落する。歯科カウンセラーを配置したり、個室的な診療室にしたり、定期的にリニューアルをするなど固定費をかけているためである。さらに、自費は現金ベースで運営しているため減少するとキャッシュフローが回らなくなることがある。

　また、自費中心の医院では売上が急伸長すると、院長の私的な浪費や過剰な投資行動が起きがちである。堅実な経営を継続するために景気動向やキャッシュフローに気を配り、経営者に放漫経営的な言動が見られる場合は警鐘を鳴らして諌めることもコンサルタント業務のひとつと心得ておくべきである。

3）チェア１台あたりの年間医業収益（売上）の目安

　チェア１台あたりの年間医業収益は平均値で18,262千円（月額1,522千円）、中央値で16,884円（月額1,407円）、ただし、台数により平均値で16,384千円から23,082千円までばらつきがある。チェア６台以上とチェア２台、３台の差は大きくなっている。これは、医師と歯科衛生士の人数によると考えられる。院長１人で診療中心で開業している医院と、複数の歯科医師が診療を行い、歯科衛生士が定期予防管理をしている歯科医院との格差が生じている。

（2）医院の医業利益の推移

　歯科医院の医業利益は、令和元年度の厚生労働省の医療経済実態報告によれば、直近年度の損金差額は個人医院で12,696千円（28.4％）、医療法人8,894千円（9.1％）となっている。個人医院の場合はこの損金差額が院長の個人所得となる。医療法人では給与費に役員報酬が

含まれており、また利益配分ができないため内部留保を最小限にする傾向があり、低めになりがちである。

　歯科医院の経営環境が厳しいといわれているが、中小企業と比較すれば決して低い数値ではないと思われる。

　医業利益率を管理するうえでの目安は次のとおりである。

　　・個人　青色専従者控除前　医業収益（売上）の　30％〜35％

　　　　　　青色専従者控除後　医業収益（売上）の　25％〜28％

　　・法人　売上高医業利益率　4.5％〜6％

　これ以上の場合は、法人税の節税目的も合わせて、役員報酬の増額、あるいは退職金に充当できる生命保険を活用して利益を残さず将来に備える対策も考慮する必要がある。

（3）管理すべき患者数

1）初診患者数

　医院規模や開業年数によって異なるが、チェア1台あたり月7人〜8人程度が平均的な数値である。東京の都心部など激戦区ではチェア1台あたり月1〜2人という窮状に陥っている医院が多いのである。郊外では、当社クライアントでも1台あたり月15人以上という医院が複数ある。このように初診患者数は立地や規模によるばらつきが大きいため、医院としての過去の趨勢から今後の予想をたて、目標値を設定して管理する必要がある。目標未達の可能性がでてくれば、ご紹介運動などの初診患者増大対策を講じるなどの対策をとる。内装・外装のリニューアルやホームページのリニューアル、看板のリニューアルなども有効である。

2）再初診患者数

　開業10年程度の歯科医院では初診患者数の2倍程度が適正と考えられる。開業年数が短ければ、初診患者と同数程度である。また、開業年数が20年を超えると初診患者数の3倍程度になる。

3）再診患者数

　開業年数や、診療スタイルで大きく変わる。再診患者を増やすと当然ながら経営は安定化してくる。そのため、補綴物のセットで簡単に終りにせず、確認のために翌月も来院していただくなどして再診患者数を確保するようにアドバイスする。コミュニケーションは回数に正比例するため、数度来院していただくことで継続患者になる可能性が高くなる。

4）延べ患者数

　レセプト枚数（実患者数）に加えて、延べ患者数も管理する。これは、従業員達の負担が延べ患者数によって増えるからである。延べ患者数の目標値を設定してインセンティブを設定するなどして、増患対策に協力を呼び掛ける。

（4）ベンチマーキングすべき数値

1）キャンセル率の目安

　無断キャンセルは医院経営に打撃を与える。院長、歯科衛生士、歯科助手に機会損失を生むためである。無断キャンセル率は 5％を超えないように管理する。連絡キャンセルの合計でも 10％以下を目標にする。

　無断キャンセルは、3 か月ごとの予防の予約に多く発生する。これは患者さんが忘れているケースが多いためである。予防で無断キャンセルをされると担当の歯科衛生士の手が空くので、すぐに患者に電話をかけさせ、「お待ちしているがどうされたのか」とお聞きして次のアポイントを取りなおすべきである。ただし、患者があまり予防に乗り気でない場合は無理にアポイントを取らないようにする。無断キャンセルのリスクを低減し診療効率を高めるためである。

　無断キャンセルの防止策は予防でも診療でも次のような対策をとる。

　①携帯電話にメールを送信する。前日、一週間前などに送信する。

　②前日、携帯に電話をかけ伝言を残す。特に予防歯科で有効。3 か月先のアポイントになるので忘れているケースが多いためである。

　③無断キャンセル後、すぐに電話をして状況を確認する。このとき、差し支えなければ次のアポイントをとる。ただし、キャンセルリスクの高い患者さんは無理にアポイントをとらないようにする。

　④無断キャンセルを 3 度以上くり返す患者に対しては、予約をとらないようにする。

　⑤常習患者をリストアップし、院長から警告をする。

2）チェア 1 台あたり患者数の目安

　通常は 1 日あたりチェア 1 台で 10 人〜 15 人診療できる。1 台 12 人程度が目安である。

　アポイントを 30 分として 2 台に同時に患者を導入する医院では、2 台で 24 人〜 30 人の診療が可能である。ただしこれは歯科医師の診療スピードによって大きく変動する。

(5) 参考にすべき相関分析

　（公社）日本医業経営コンサルタント協会では、歯科経営指標を毎年作成している。これはn数500件という日本最大級の歯科経営に関するデータベースである。2018年度版から参考にしておくべき相関分析データを抜粋して掲載する。

【相関分析とは】

　2つの変数（数量データと数量データ）xとyについて直線的な関連性が認められるとき、「xとyの間には相関関係がある」といい、相関関係の程度を示す数値を単相関係数（ピアソンの積率相関係数）といっている。（図r）

　また、母集団における相関（母相関係数）が無相関であるかないか（相関が０であるかないか）を検定し、p値を求めている。（図p）

　有意水準5%以下（p≦0.05）であると無相関ではないと判断でき、母集団における相関があるといえる。

①１時間あたりの年間医業収益（千円）と届け出診療時間（１週間）の相関分析

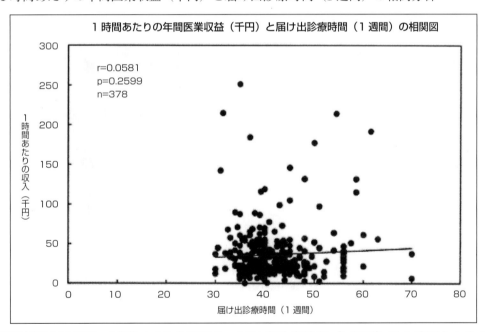

　相関係数が0.0581で基準の0.2を下回り、届け出診療時間（１週間）は１時間あたりの年間医業収益にあまり大きな影響を与えていないといえる。

②年間医業収益（千円）と歯科医師数の相関分析

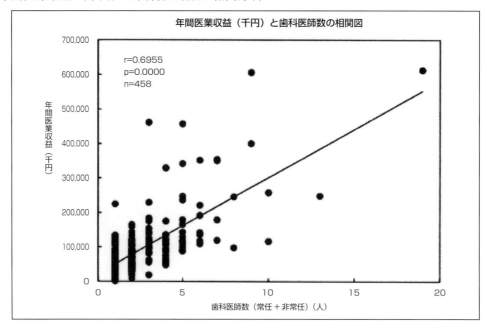

　　相関係数が 0.6955 で基準の 0.2 を上回り、歯科医師数は年間医業収益に大きな影響を与え
ているといえる。

③年間医業収益（千円）と歯科衛生士数の相関分析

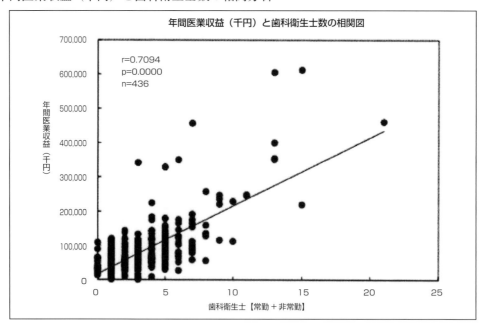

　　相関係数が 0.7094 で基準の 0.2 を上回り、歯科衛生士数は年間医業収益に大きな影響を与
えているといえる。

④年間医業収益（千円）とユニット台数の相関分析

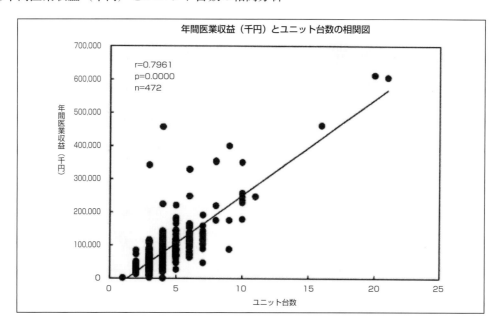

　相関係数が 0.7961 で基準の 0.2 を上回り、ユニット台数は年間医業収益に大きな影響を与えているといえる。

⑤年間医業収益（千円）と自費率（%）の相関分析

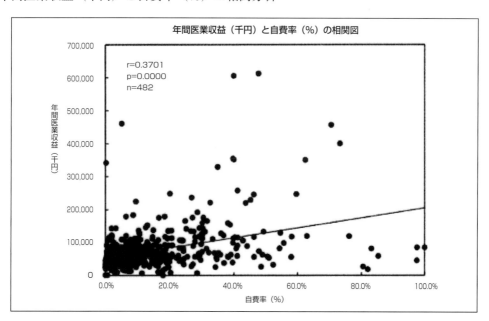

　相関係数が 0.3701 で基準の 0.2 を上回り、自費率は年間医業収益に大きな影響を与えているといえる。

⑥年間医業収益（千円）と自費収入（千円）の相関分析

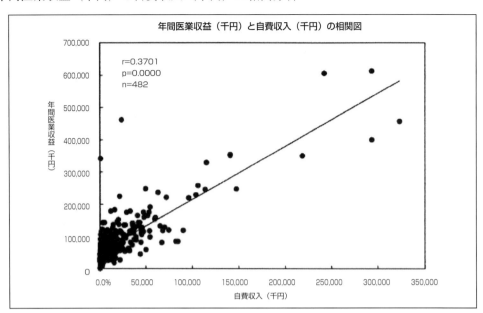

相関係数が 0.8225 で基準の 0.2 を上回り、自費収入は年間医業収益に大きな影響を与えているといえる。

(6)　人件費管理の考え方

1)　歯科医院の人件費比率

　歯科医院の人件費比率は、令和元年度の医療経済実態報告によれば、個人開業医院で29.2%、医療法人で50.2%となっている。

　人件費比率は、１人当たりの賃金を抑制するのではなく、全体の人数を抑制することを考える。企業では、「従業員を少数にすると精鋭になる」といわれている。これは忙しい状態が日常になると色々工夫を始めるからである。少数にすると精鋭になり、かなりの状況下でも耐えてくれる。逆に、業務のピーク時に合わせて多めに人数を雇用すると日常的に暇になり、忙しくなると人員の不足を訴えるようになる。

　ただしあまりに人数が少ないと、マーケティング対策など本来の診療業務以外の業務が増加すると従業員に不満が蓄積される。休暇取得ができなくなり、新人が入った場合の教育などもできなくなってしまう場合がある。やがて退職する従業員が続出し、それが他の従業員の負担になり、やがて組織の形をなさなくなることがある。このため、最小必要人員に１割程度の余裕をもって人員数を確保する。つまり、最小必要人員が 10 人の歯科医院では 11 人必要ということになる。また、歯科衛生士はできるだけ多く確保すべきである。

2）役員報酬の考え方

　経営状況によっては、過大な役員報酬が赤字の原因になっている場合がある。役員報酬の比率は経営状況や医院規模によって変動するが、大型になるにつれ金額は増えるが比率は下がる傾向にある。赤字の原因が役員報酬の取り過ぎによる場合は、次年度から金額を下げていただき黒字決算をめざす。これは将来のリニューアルや設備投資にあたって金融機関の融資を下ろしやすくするためである。

3）勤務医の給与設定の留意点

　勤務医の給与は、固定給＋成績勘案の賞与とする場合と、診療報酬に対する一定の歩合にするケースがある。実態としては歩合制の場合が多いと見られる。歩合制の場合は、診療が荒れたり不正請求をすることがあるため、きちんとしたチェック体制が欠かせなくなる。逆に固定給制の場合は、忙しくなるのを嫌がりわざと患者数を少なくする勤務医もでてくるため、一定のインセンティブを設定するほか、人事評価によって賞与を増減するなどの対策を検討する必要がある。

　歩合給の水準は、保険自費とも20％とする医院が多い傾向にある。しかし、保険診療報酬が低下しており、自費治療を増やす必要があること、また介助に必要な従業員の人件費も考慮すると、保険で18％〜20％（20％の場合はDHの点数を除外する）、自費の歩合は25％〜30％の範囲とすることが望ましいと思われる。

　なお、労働基準法では歩合制の勤務医でも、時間外労働をした場合は割増賃金を支払わねばならないことになっている。このため、あらかじめ一定の時間外勤務を想定し、その割増手当を含めた金額で歩合給を設定する。想定した時間外勤務の時間を下回っても賃金は減額できないことを知っておくべきである。労働基準法では労働者に有利な取り決めは問題にならないためである。

4）従業員の人件費管理

　従業員の人件費管理においては、1人あたりの賃金水準と、人員数との関係を考慮する必要がある。特に、院長の出身が大学病院や総合病院であった場合は医師1人に対する従業員数が多くなる傾向がある。

　従業員の人件費で問題になるのは、歯科衛生士とそれ以外の従業員との賃金格差である。歯科衛生士の確保が難しい現状では、募集時から賃金水準を高く設定する必要がある。受付や歯科助手もアベノミクスの影響から採用が困難になっている、一定の賃金水準を設定しなければ応募が期待できなくなっている。なお、2019年4月現在で首都圏の学卒歯科衛生士の初任給は24.5万円〜25万円である。4年生大学卒（全業種事務系）の初任給が21.7万円

であり、3年間の専門学校卒の初任給としては非常に高い賃金水準といえる。

5）残業時間管理の考え方

　従業員の時間外労働が多い場合は許可制にして、休日・時間外労働申請書を院長まで提出させる。ただし医師の診療遅れによる残業が多いため事後報告を認める。日中だらだら仕事をして、時間外手当稼ぎをする従業員もでてくるためである。また、従業員の時間外労働の主因は医師の治療が長びくことにあり、医師に対して診療時間を守ることの重要性を絶えず説明しておく必要がある。

（6）原価管理の考え方

1）プロダクトミックス分析で採算性の高い診療を知る。

　プロダクトミックス分析は、製造業で最も収益効率のよい商品の製造販売に経営資源を選択し集中しようとするための経営分析手法である。治療内容の選択にあたっての一つの視点として分析しておく必要がある。例えば、治療においてインレーにするかCR充填にするかという選択肢がある。売上ではインレーの場合のほうが高くなるが、技工料と金属代、医師や従業員の人件費などを考慮すると実質的に赤字になる。CR充填は診療報酬は低いが、技工料と金属代がかからないのでインレーよりも採算がよくなる。1度に2歯以上充填するなどして治療効率を高めるなどの工夫をすると診療効率を高めることができる。

【参　考】　プロダクトミックス分析の方法

①　月間稼動時間数から、ドクターと従業員の1時間あたり単価（時給）を計算する。

②　1年間の経費から、1時間あたりに必要な経費を計算する。

③　自院で行っている医療サービスごとに、必要な時間を計測する。

④　その医療に必要な原価にドクター、従業員、経費の時間あたり単価を計算する。

⑤　以上から全ての医療サービスの利益率を比較して総合的に優先順位を設定する。

　※基本はできるだけ付加価値の高い自費を増やすのがベターという結論になる。

【参　考】

歯科医院・プロダクトミックス分析　クラウン

試算条件　歯科医師人件費（1h）：　5,000円
歯科衛生士人件費（1h）：1,700円
一般管理費（1h）：　12,000円

	保険FMC	ジルコニア（ボンド）	Eマックス	メタルボンド
売上高	10,000	120,000	100,000	100,000
技工料	5,000	25,000	22,000	22,000
金属価格	3,000			10,000
材料	1,000	1,000	1,000	1,000
売上原価	9,000	26,000	23,000	33,000
売上原価率	90.0%	21.7%	23.0%	33.0%
粗利益率	10.0%	78.3%	77.0%	67.0%
Hyg時間	1.50	1.50	1.50	1.00
Hyg人件費	7,500	2,550	2,550	1,700
Dr時間	1.50	1.50	1.50	1.00
Dr人件費	7,500	7,500	7,500	5,000
人件費計	15,000	10,050	10,050	6,700
限界利益	-14,000	83,950	66,950	60,300
限界利益率	-140.0%	70.0%	67.0%	60.3%
一般管理費	18,000	18,000	18,000	12,000
営業利益	-32,000	65,950	48,950	48,300
営業利益率	-320.0%	55.0%	49.0%	48.3%

歯科医院・プロダクトミックス分析　インレー

試算条件　歯科医師人件費（1h）：5,000円／歯科衛生士人件費（1h）：1,700円／
一般管理費（1h）：12,000円

	ゴールドIn1級	ゴールドIn2級	セレック	ハイブリッド（In1級）	Eマックス	ジルコニア	自費CR単純	In1級保険	In2級保険	CR保険単純
売上高	50,000	60,000	30,000	30,000	50,000	50,000	15,000	4,100	6,530	1,850
技工料	3,200	3,700	0	6,000	8,500	10,000	0	1,500	2,000	0
金属価格	4,000	5,000	0	0	0	0	0	800	1,000	0
材料・衛生用品	1,000	1,000	4,000	1,000	1,000	1,000	2,000	1,000	1,000	1,300
売上原価	8,200	9,700	4,000	7,000	9,500	11,000	2,000	3,300	4,000	1,300
売上原価率	16.4%	16.2%	13.3%	23.3%	19.0%	22.0%	13.3%	80.5%	61.3%	70.3%
粗利益率	83.6%	83.8%	86.7%	76.7%	81.0%	78.0%	1.0%	19.5%	38.7%	29.7%
Hyg時間	1.50	1.50	1.50	1.50	1.50	1.50	1.00	1.00	1.00	0.50
Hyg人件費	2,550	2,550	2,550	2,550	2,550	2,550	1,700	1,700	1,700	850
Dr時間	1.00	1.00	1.50	1.00	1.00	1.00	1.00	1.00	1.00	0.50%
Dr人件費	5,000	5,000	7,500	5,000	5,000	5,000	5,000	5,000	5,000	2,500
人件費計	7,553	7,553	10,053	7,553	7,553	7,553	6,702	6,702	6,702	3,351
限界利益	34,248	42,748	15,947	15,448	32,948	31,448	6,298	-5,902	-4,132	-2,801
限界利益率	68.5%	71.2%	53.2%	51.5%	65.9%	62.9%	42.0%	-144.0%	-63.9%	-151.4%
一般管理費	2,550	2,550	2,550	2,550	2,550	2,550	1,700	1,700	1,700	850
営業利益	31,698	40,198	13,397	13,397	30,398	28,898	4,598	-7,602	-5,872	-3,651
営業利益率	63.4%	67.0%	44.7%	43.0%	60.8%	57.8%	30.7%	-185.4%	-89.9%	-197.4%

2) 技工費比率の管理方法

外注技工料は売上の12%以内を目安とする。

複数の技工所が入っている場合は、各技工所の単価と技術力を総合的に評価する必要がある。上手な技工所はチェアサイドでの調整時間が少なくなり、結果的に診療効率が高まる。経費を考慮すると、安いが毎回調整を必要とする技工所よりも採算がよくなる可能性がある。調整は患者に苦痛をあたえるので、良い技工所の技工物が調整なく入れば患者満足度も高まるなどのメリットもある。また保険の義歯は診療報酬より技工料のほうが高くなるケースが多いので、治療法の選択にあたっては留意する。

再製個数を対前月比、前年度で比較する。これをデータで、原因別、医師別、ラボ別、医師、従業員などに管理するとラボに緊張感が生まれ、再製率低下のための対策も可能になる。次のような「技工物再製原因別リスト」を工夫する（図28）。

種　別	再製数量	原因	数量	担当医師	技工所
FCK	1	印象変形	1	S先生	○○ラボ
メタルボンド	1	クリアランス不足	1	院長	△歯研
ミロコア	1	指示無視	1	S先生	○○ラボ

図28　技工物再製原因別リスト

3) 材料費比率

材料費の目安は売上の9%以内である。

平成22年度の医療経済実態報告によれば、歯科医院の材料費比率は、個人医院で6.8%、医療法人で8.0%となっている。予防型歯科医院では比率は下がり、インプラントを多用する歯科医院では材料費が高くなりがちである。歯科材料は主に歯科用金属代である。特に保険で使用する金パラ合金の価格が高騰しており歯科経営の圧迫要因となっている。材料費を低減するためにはCR（コンポジットレジン）修復を多用するなどの診療面での工夫が有効である。また、歯科用の接着剤などは高価で、歯科用スーパーボンドなどは1滴で80円ほどかかる。歯科材料は日進月歩であり、接着剤など日常的に使う歯科用材料についても、できるだけ安価で性能がよく、診療効率の高いものを選定する必要がある。

(7) 経費管理の考え方

経費管理にあたっては、全てを節減しようと考えるのではなく、資金の使途や費目によって分けて管理することが重要である。

1) 戦略費

　医院の経営業績向上のための資金であり、基本的に節約は考えないのが原則である。次のような費目である。

　①広告費：売上の5%を確保する。ただし求人広告費を含めた水準である。例えば売上5千万円の歯科医院では250万円。看板、ホームページやタウンページ、タウン誌への広告などに使用する。求人広告は1回につき50万円程度必要になるので留意する。

　②リニューアル費：毎年売上の3%程度を積み立てる。例えば売上5千万円の医院では150万円になる。これを10年積み立てると1,500万円になり、10年に一度、医療設備の購入やリニューアルが可能になる。

　③インセンティブ費：従業員を動機付けるための賞与や大入り袋や特別賞与、表彰の賞金などにあてる資金である。うまくインセンティブを設定して医院の必要とする方向性に向かって従業員を動かす。さらに、賞与の原資を確保しておく必要がある。

　④研修費：最低でも年間100万円は研修を受けていただき、医療技術の習得やブラッシュアップをしたり、医院経営について学習していただく必要がある。

　⑤その他：経営を改善し、売上を増やすための経営コンサルタント料などである。

2) 変動費

　技工料や材料費、時間外手当など、売上に比例して増減する費用である。節約と効率化を考える（118ページの原価管理の考え方を参照）。

3) 固定費

　賃金や家賃など固定的にかかる費用である。「節約と、極力増やさないこと」を考える。

　①給与：給料を下げると不満に直結する。また優秀人材が採用できなくなる。できるだけ社員の人数を増やさず、パートタイマーやアルバイトの活用、あるいはアウトソーシングを考える。

　②家賃：開業後一度も値下げ交渉をしていない医院が多い。10年程度経過していれば家賃相場が下がっている可能性があり、値下げ交渉を試みることで大きな経費削減効果が得られることがある。

　③水光熱費：冷暖房費や水道代、電気代などである。ある程度削減できるがあまり大きな金額効果は期待できないものである。冷暖房を節約したり電気を消すと、患者が減少する危険があり、目標を設定して一定水準を維持することを考える。

(8) 設備投資の考え方

　投資限度は、営業キャッシュフローの5倍を目安とする。通常は事業用借入は運転資金で5年、設備資金で7年以内である。景気変動や金利変動のリスクを軽減するため、設備の買い換え、施設の改修、看板の改修や電柱広告など、投資を検討する際は、キャッシュフローの範囲内＝税引き後利益＋減価償却費の合計の5倍で投資限度を考える。

1) 回収期間法と会計的収益率法、正味現在価値法の違い

　設備投資は正味現在価値法で考える。回収期間法では単に短いほうがよいというだけで期間の根拠が不明確であり、会計的利益率比較法は減価償却費などで変動するためである。さらに、回収期間法と会計的利益率比較法では減価償却完了後の収益が考慮されない扱いである。歯科用チェアやレントゲンは減価償却後も相当期間使用可能でありこの評価ができないのは不合理である。その点、正味現在価値法では、収益期間の総収益の現在価値の大小で投資判断を行うほか、収益率と資本コストの比較によって投資の可否判断ができる。

2) 投資は、増分キャッシュフローで考える

　例えば、リニューアルの予算は、「リニューアルで増えると予想される患者から得られるキャッシュフロー」の一定期間分で算出する。リニューアルによって増加する患者数を約30％として、そこから得られる利益とキャッシュフローを試算し、5年〜7年で回収できる金額を計算する。この方法では、同時に売上高と利益の目標値も設定できる。

【事　例】　例えば、売上高が4千万円の医院で、売上が20％増えるとした場合、

40,000千円 × 20％ = 8,000千円

　平均粗利益率が25％として、売上8,000 ×利益率25％ = 2,000千円

　単純には、この5年分で、2,000千円 × 5年 = 10,000千円

つまり、利益からは1千万円が予算となる。

　法定償却年数は、建物の造作が15年、ユニットが7年など設定されているが、平均10年として計算すると、10,000 ÷ 10年 = 1,000千円　⇒　年1,000千円はキャッシュが確保できる。さらに、前述のように毎年2,000千円の利益が残るので、結果として1年あたり、減価償却費1,000千円＋利益2,000千円 = 3,000千円のキャッシュフローが残る。リニューアル工事費を5年の借り入れで調達したとしても十分返済可能である。

　実際には総合的なリニューアルを考える場合、1千万円が最低ラインである。ユニットの交換などを考慮したうえで、看板と造作工事の予算として最低でも約500万円を確保しておきたいものである。

第 4 章

歯科医院の人事管理と労務対策

第1節
歯科医院の人事労務管理

1. 小規模医院に求められる人事管理とは

　小規模な歯科医院では、大企業のような人事施策の導入は困難である。しかし、小さな組織ほど人間関係がこじれると問題になりやすく、合理的な対策を必要とする。そのため、就業規則を定め、労働基準法など基本的な遵守事項を守らせること、人事評価制度など総合的な人事労務対策を導入することが必要である。

(1) 人事管理に関する基本理論

　人事管理については、多くの経営学者が有力な学説を展開してきた。経営コンサルティングを開始するにあたって、まずこれらの理論を理解しておく必要がある。

1) マズローの5段階（図1）

　マズローは、人間の欲求を5つの階層に分けた仮説を立てている。まず、生きていきたいという生理的要求がある。食べものなどが確保されて生理的欲求が満たされると、次はできるだけ安全なところで生活したいという安全の欲求、そして安全が満たされると社会的欲求へと、欲求は次第に上位の欲求に高度化し、最終的に自己実現の欲求に到達する。高次の欲求が満たされない場合、下位の欲求に戻ることはないとしている。下位の欲求は、欠乏を充足したいという「欠乏動機」であり、上位の欲求は満たされれば満たされるほど一層欲求が強まるため、「成長動機」と呼んでいる。多くの企業で、マズローの5段階に対応した人事施策が導入されている。

マズローの階層	人事・労務施策
⑤自己実現の欲求	希望制の研修制度、自己啓発への補助など
④尊厳の欲求	表彰制度、人事評価、役職への昇進、社内公募制、改善提案制度など
③社会的欲求	チーム編成、忘年会などのイベント、院内旅行、朝礼、全体ミーティングなど
②安全の欲求	医療安全対策、社会保険、健康診断、インフルエンザワクチンの医院負担、肝炎の検査、有給休暇の取得、産休や育児休業の取得など
①生理的欲求	継続的な雇用、賃金水準の維持、昼休みの確保、休日の確保など

図 1　マズローの 5 段階

2）マクレガーの X 理論と Y 理論（**図 2**）

　マクレガーは、マズローの 5 段階に影響を受け、動機づけと組織のあり方を研究して、X 理論と Y 理論を発表した。X 理論性悪説、Y 理論性善説という解説もあるが、マズローの 5 段階理論の下位の欲求に対応するのが X 理論、上位の欲求に対応するのが Y 理論である。Y 理論にもとづく施策を展開し、組織の目標と個人の目標を整合させれば、人はより高次の目標達成に対して自発的に行動する動機を持つという考えである。

X 理論：①人間は本来働くことが嫌いで、できればやりたくないと考えている。
　　　　②人間は強制や命令、処罰などで脅迫されなければ、組織のために努力をしない。
　　　　③人間は命令されるほうが楽と感じ常に責任回避を考えている。そして、何よりも安全を望んでおり、目標達成の動機を持たない。

Y 理論：①仕事で努力することは当然であり、人間は責任を持って働くことが嫌いではない。
　　　　②自分で設定した目標のためなら人間は自ら進んで努力し、達成しようとする。さらに、自ら職務上の責任を果たそうとする。
　　　　③人間は、自ら設定した目標に対して、問題解決のための創意工夫を行う能力を持つ。

　　組織の目標と個人の目標とを統合し、個人の主体的な参画を促す「目標管理制度」が動機づけの手段として有効である。

図 2　マクレガーの X 理論と Y 理論

3）ハーズバーグの衛生要因と動機づけ要因

ハーズバーグは、人間には「動物として痛みを回避したいという欲求」と「人間として精神的に成長したいという欲求」があるとの考えを示している。そして、満足をもたらす要因を動機づけ要因、不満足をもたらす要因を衛生要因とよび、それぞれの効果には質的な差異があるとしている。この理論が現在の人事評価制度を設計するうえでの基本理論となっている。

衛生要因は、給料のようにもらって当たり前と感じる要因で、欠けると一気に不満が高まる。例えば時間外手当の時間数を事業主が勝手に削減すると、怒りと不信感に発展する。また、人の感情で最も強い不満は嫉妬心と不公平感であり、給与の不公平、評価の不公平など損をした気持ちを与える仕掛けがあると組織風土が悪化する。姑息な手段では人はだまされず、逆に事業主に不信感と反感を抱くという考え方である。この理論からすると、時間外手当などはきちんと算定するなどの運営が重要である。

動機づけ要因は、賞与のように、一定レベルを超えると満足度が急激に高まる性格をもつ要因で、意欲と能力の向上を促せる。そのため、何かひとつでも「この歯科医院に勤めてよかった」と思えるものを作りこむ必要がある。具体的には、ボーナスが多い、褒賞制度や院内旅行がある、希望すれば研修が受けられるなどである。

人事制度設計のポイントは、賞与や報奨金の設定など、動機づけ要因を考慮した職務設計をすること、職務拡大と職務充実によって働きがいを与えることである。職務拡大とは、従来の職務に同等の職務を増加させるなど、職務範囲を拡大して動機づける対策である。職務充実とは、従来の職務に管理的な要素を付加したり、裁量範囲を拡大し、責任と権限を増やしたりすることで動機づけをする対策である。

4）リカートのシステムⅣ（図3）

リカートは、組織のリーダーシップの型によって生産性が異なることを発見している。独裁的なリーダーシップのときは最低で、民主的なリーダーシップの場合に生産高が最大化される。小規模な歯科医院では、院長が独裁的、専制的にふるまうケースが多く、民主的なリーダーシップが発揮できる組織にする必要がある。院内の意思決定や情報伝達の仕組み、コミュニケーションのあり方などをシステムとして作りこむ必要がある。

管理方式	内容	リーダーシップ（原因）		生産高
システムⅠ	権威主義・専制型	部下を意思決定に参加させない。少量のアメとムチで労働の強制	独裁的リーダーシップ	**最低**
システムⅡ	温情・専制	部下をある程度信頼するが、恩着せがましくアメとムチをほのめかす。強制と給付	権威主義的リーダーシップ	3番目
システムⅢ	参画・協調型	全般的決定権はリーダーが持つが、日常的なことは部下に決定を委ねる。	放任的リーダーシップ	2番目
システムⅣ	民主主義型	リーダーは部下を信頼し、部下と協議し、部下の納得によって決定する。	民主的リーダーシップ	**最大**

図3　「リカートのシステムⅣ」

5）マネジリアルグリッド理論（図4）

　1964年にブレイクとムートンが提唱した業績と人間性への関心から優れたリーダーシップを検討した理論である。リーダーシップを「人間に対する関心」「業績に対する関心」という2つの軸に分け、それぞれの関心度合いを9段階×9段階のグリッドに分けて分析した。そして、次の5つの典型的なリーダーシップの型を抽出し、それぞれのリーダーシップの型と組織効率を分析した理論である。

1・1型：与えられた仕事だけに関心があり、生産にも人間にも無関心な放任型リーダー。

1・9型：人間への関心が高く、生産を犠牲にしても人間関係を重視するリーダー。

9・1型：業績だけが関心事で人間を犠牲にしても生産を最大化しようとするリーダー。

9・9型は、業績にも組織の維持にも関心を示す理想型のリーダー。

5・5型は、生産にも人間にもほどほどな関心を示すバランス型のリーダー。

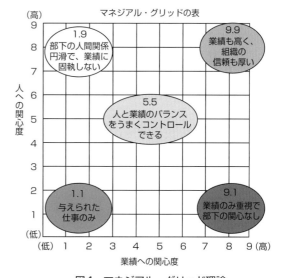

図4　マネジアル・グリッド理論

　ブレイクとムートンは分析の結果、9・9型「生産にも人間にも最大の関心を示す」リーダーが最も理想的な類型であるとしている。

6）歯科院長のリーダーシップモデル

　歯科院長のリーダーシップのありかたについて、本書の執筆者の一人で現（公社）日本医業経営コンサルタント協会会長、（医）永山ファミリー歯科クリニック名誉院長の永山正人先生の研究がある（図5）。これは、実際の歯科医院での院長の行動のあり方と業績を統計的手法を使って分析したもので、歯科経営において極めて貴重な研究成果である。この分析から、「チームプレイ型」と「個人プレイ型」の場合に患者数が最も多くなり、「チームプレイ」型の場合に売上が最大化されることが実証された。（50ページ参照）

行動パターン	特　徴	主たる行動	成果
個人プレイ型	院長が個人プレイで積極的に診療の改善に努めている	革新志向	患者数大 自費率大
成り行き管理型	全体としてマネジメントに消極的である	なし	
チームプレイ型	従業員に依存することを認識し、高い達成水準へ向けて協働させている。	達成基準への連動化、支持関係の構築	患者数大 売上最大
状況順応型	対外的関係に対処し活動から生じる定量的結果をきちんと評価する。意図しての基本行動を重視。	ネットワーク志向 業績評価	
業績評価型	医療行動から生じる業績（結果）をきちんと評価している。	業績評価	

図5　歯科院長のリーダーシップのあり方　永山正人

2. 人事制度を改善する

（1）院内コミュニケーションの構築

　小規模な歯科医院の人事制度を構築するうえで重要なのは、院長が民主的でチームプレイ型のリーダーシップをとれる組織を形成することである。そのために、院内の情報伝達が院長から部下へ、部下から院長へ円滑に流れる院内コミュニケーションを構築しなければならない。また、組織のコミュニケーションには、公式のフォーマルな流れと、忘年会などインフォーマルな流れがあり、この両方を整える必要がある。

1. 公式の（フォーマル）コミュニケーション
①朝礼

　朝礼の目的は、院長からの情報伝達と、職場のオペレーションに関する情報交換、そして一種の挨拶＝けじめであり、毎朝必ず実施させる必要がある。これがなければ漫然と自分の仕事を始め、緊張感なく業務を進めるようになり、従業員が挨拶を無視するなどのいじめも発生しやすくなる。まず、全員であいさつをしたうえで、アポの確認、セット物の確認、難しい患者や VIP 患者の確認、手術介助や手順の確認をする。最後に従業員に順番で一言発言させ、笑顔体操を行って終わる。最後にハイタッチなどをして気合いを盛り上げる医院もある。

※笑顔体操

　笑顔体操は口輪筋を緊張させて口角を上げ、笑顔を作りやすくする体操である。患者が来院されたらすぐにスイッチオンで笑顔になるように訓練をする。また、夕方など疲労してくると笑顔が消えてくる。このようなとき、従業員にバックヤードで笑顔体操をさせると、自然に口角の上がった感じのよい表情を作ることができる（図 6）。

笑顔体操のやり方

① 10 秒間、口角をいっぱいに上げる。
② 1 秒間に 1 回、口角を上げて戻す。
③ 10 回を 3 セット繰り返す。
④これを欠かさず毎朝行う。
　他人から最も好かれる表情は笑顔である。毎日笑顔体操を行い、好かれる表情を身につけよう。**口角をあげるだけで良い。**
　女性従業員は鏡を見ながら、自分が最も素敵に見える笑顔を探していただきたい。

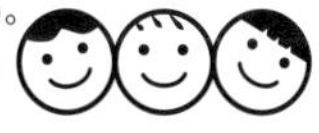

図6

②全体ミーティング

　毎月 1 回開催する。目的は院長からの医院の経営状況を伝達すること、従業員一人ひとりから問題提起をさせることにある。議題としては、院長から患者数などの数値の発表、その月に議論すべきテーマ、例えばむし歯予防デーの実施事項や季節の飾り付けなど、従業員全員から一つずつ問題提起。内容は、使いにくいもの、困っていること、こうすればやりやすくなるという提案などである。アポイントを 1 時間切って時間をつくる。従業員の人数が増えると 2 時間かかるようになる。

2.　インフォーマルなコミュニケーション

　組織を維持管理するには人間的なコミュニケーションが欠かせないのは当然のことである。院長や従業員一人ひとりがお互いの人間性について理解すると心を許せるようになるからである。このため意図的にインフォーマルなコミュニケーションを形成する。忘年会などはその手段である。

①忘年会などのイベント

　コミュニケーションは半年に 1 度では薄れるため、4 か月に 1 回開催することをお願いする。例えば 12 月に忘年会、4 月に新人歓迎会または観桜会、8 月にサマービヤパーティとい

うイメージである。院内旅行はコミュニケーションを改善するだけでなく、従業員のモチベーションを高める動機づけ効果がある。ただし、目的地や日程など全体ミーティングで従業員の意見を取り入れながら設定することが望ましいと考えている。

②昼食会

　忘年会などのイベントのほかに、毎月１回、院長が従業員を２～３人ごとに誘って昼食会を行うと、仕事を離れた会話ができ、日ごろの仕事の悩みやプライベートでの相談などがしやすくなる。

(2)　院内組織の再編

　企業では15人以上になると、1人の管理職では業務を管理できないといわれる。これが「管理スパン」である。しかし、15人も医師や従業員のいる歯科医院は少数である。また、4人～5人しか従業員のいない歯科医院でも人事労務管理で問題を抱えている。それは、歯科医院では4人程度が管理スパンの限界だからである。歯科医院では、院長は自分の診療に集中しており、ほとんどマネジメントに時間を割く余裕がない。このため、日常的に意思疎通ができる人数は、いつも診療をともにする受付、歯科衛生士、歯科助手の3人程度である。この人数なら院長の指示や考え方はすぐに伝わり、ほとんど問題なく診療を継続できる。しかし、5人を超えると急に院長にも従業員にも不満がでてくる。それは、院長との接触頻度が少なくなる従業員がでてくるからである。その原因は院長の好き嫌いだったり、技術レベルだったりする。そして8人を超えると、院長から「どうにもならない従業員が何人かいる」という相談が増えてくる。

　従業員が5人を超えると院内組織を作る必要がある。ポイントは、医院の意思決定機関としての幹部会の結成と、全体ミーティングの開催である。両方とも月1回以上開催する。幹部会は院長から幹部に自分の考え方や医療設備の更新など重要な事項を相談し意見を聞く場とする。こうすることで院長の考え方が幹部達に伝わり、幹部達から下の従業員達に自然に伝わるようになる。また、従業員の疑問や不満なども幹部達から報告が上がるようになる。

　このとき、院長のリーダーシップの型を民主的なリーダーシップに修正する必要がある。時間がかかるため、コンサルタントは常に院長に寄り添い相談に乗れる体制が必要である。

労働基準法を遵守する医院に変革する

(1)　歯科医院の実態

　小規模クリニックでは就業規則がない医院が多い。また就業規則があっても、時間外手当の計算や有給休暇の取り扱いについて、労働法規を下回る医院独自ルールを決めたり、社会保険に加入させないケースが散見される。しかし、労働基準法ではこの法律に定められた基

準に満たない項目は無効とされている。労働基準法は労働者を守るためにできた法律でありよほどのことでなければ裁判でも勝てないと思われる。さらに、労働基準法は強行法規であり守らなければ禁固刑を含む罰則がある。このため、コンサルティングに入る場合は、まず就業規則の有無、内容を確認する必要がある。就業規則の策定には色々な書籍がでており、インターネットからも色々なサンプルを入手できる。経営コンサルタントとして、単に法令を満たすだけでなく歯科従業員が読んで理解でき、実際に使えるものを工夫していただきたいと考えている。

(2)　従業員の労働基準監督署への内部告発に備える。

　労働基準監督署は、内部告発があった事業所、規模や業種などによる役所自身の抽出、以前に違反があった事業所などについて調査を行っている。調査のポイントは、残業手当、休日手当、深夜手当などの支払い状況、就業規則の届け出、雇用契約書の交付、時間外休日労働協定書（36 条協定）の届出、労働者名簿の整備、労働時間の把握状況、賃金台帳の記載内容、年 1 回の健康診断実施とその内容等である。

　従業員が労基署に駆け込み、内部告発をすると調査が行われる。調査にくる労働基準監督官は逮捕権のある司法警察官である。通常午前 9 時から午後 5 時までの診療時間に調査が行われ、そして、過去 5 年間に遡って労働関係の書類を求められる。労働契約書、出勤簿、タイムカード、賃金台帳、労働者名簿、就業規則等である。さらに、社会保険への加入の有無など他の労務管理に関する事項についても指摘を受けることがある。

　よく起きるトラブルは解雇に関するものである。30 日分の解雇予告手当をもらっていない、あるいは解雇の理由が分からない等である。時間外手当や休日出勤手当の支給に関して駆け込まれた場合には、賃金不払い事件として取り扱われる。意識の低い医院に対しては労働法規について啓蒙し、少しでも医院経営に有利になる方向での対策を指導する必要がある。

(3)　2019 年 4 月の労働基準法大改正について

　今回の改正は、「働き方改革」による改正で、労働時間規制や有給休暇の取得促進など多岐にわたっている。施行期日は項目によって異なっているが、2019 年 4 月から適用されているものもあるので就業規則の改定が必要である。

　改正のねらいは次の 7 つである。

1）　長時間労働の是正

　現在は企業が労働者の代表と 36 協定を締結すれば、「月 45 時間、年 360 時間」までの残業が可能であるが、さらに特別条項付の協定を結べば 6 か月までは、臨時的な特別な事情がある時に限ってこれを超えて労働させることが可能となっている。今回の改正は以下の三点

がポイントになっている

①臨時的な特別な事情がある場合でも、限度時間は720時間を上回れない。

②休日労働を含み、月100時間を超えてはならない。

③2～6か月の期間いずれも、休日労働を含んで月平均80時間以内とする。

　この限度を超えると雇用主に半年以下の懲役または30万円以下の罰金が科せられる。このため、この内容を満たす就業規則への改正と、この内容に適合した36協定を締結する必要がある。

　歯科医院は残業も少ないので問題にならないと考えられるが、歯科技工所は大きな影響を受けると考えられる。歯科技工士との契約を労働契約ではなく業務委託契約にするなどの対策を講じる必要がある。

　施行日は次のとおりである。歯科医院は2年後から、過酷な勤務体制が問題になっている医師は6年後から適用される。

①大企業：2019年4月1日

②中小企業（歯科医院・歯科技工所を含む）：2020年4月1日

③自動車運転業務、建設業、医師：2024年4月1日

2）割増賃金の猶予措置の廃止

　2019年4月からの改正である。大企業で実施が求められていた残業時間月60時間超えの割増賃金50%が、2023年中小企業にも適用される。目的は長時間労働の廃止である。月60時間は1日平均で3時間程度。歯科医院は大丈夫と考えられるが、歯科技工所は影響を受けるとみられる。

3）有給休暇年5日以上取得の義務づけ

　2019年4月からの改正である。有給休暇が年10日以上ある労働者は年間5日間取得させることが義務づけられ、取得させない使用者は罰則の対象となる。年間10日以上の有給休暇がある労働者とは、①常勤写真、②勤続3年以上で週4日以上勤務するパートタイマー、③勤続5年6月以上で週3日以上勤務するパートタイマーである。歯科医院でも、パートタイマーの年間5日間の有休消化が課題になると考えられる。

4）同一労働同一賃金の義務づけ

　大企業では2019年から、歯科医院では2020年からの適用である。この改正によって正社員と非正規労働者の待遇に不合理な差をつけることが禁止される。例えば、同じ歯科医院で同じP処を担当しているパート歯科衛生士と社員の歯科衛生士の場合、パートタイマーと

時給ベースで合わせる必要がある。賞与については、常勤社員に対する賞与は連日の勤務の貢献に報いる意味があり、勤務日数や労働時間が短いパートタイマーに常勤社員と同額の賞与を支給せよというわけではないが、勤務時間や成績に応じて一定額を支給する必要がある。

5）勤務間インターバル制度の努力義務

　2019 年から努力義務が課せられた。勤務間インターバル制度とは、勤務終了後次の勤務までに一定時間以上の休息時間＝インターバルを設けて、生活時間や睡眠時間を確保させるという制度である。この内容を就業規則に記載し実践することが求められる。例えば、勤務間インターバルを 11 時間と決めれば、10 時〜 20 時の就業時間の歯科医院で 23 時まで残業させたら、終業となった 23 時から 11 時間以上経過した午前 10 時以降までは休ませる必要がある。過労死予防の観点から規定されたもので、歯科医院ではまず問題にならないとみられるが、歯科技工所は影響を受ける可能性がある。

6）産業医の機能強化

　産業医は、常時 50 人以上の労働者を使用する事業場において選任が義務づけられている。2019 年 4 月から、契約した産業医に対して「従業員の健康管理に必要な情報の提供」が義務づけられ、事業者における労働者の健康確保対策の強化、産業医がより一層効果的な活動を行いやすい環境の整備を進めることが求められる。ただし、歯科医院で常時 50 人以上の労働者を使用する事業場は少ないのが現状である。

7）高度プロフェッショナル制度の創設

　2019 年 4 月から適用されたが、歯科医院では関係ないと考えられる。高度プロフェッショナルは、年間 1,075 万円以上の高収入で専門的な知識を持ち、業務に従事した時間と成果との関連性が強くない労働者のことである。企業と労働者が同意すれば労働時間規制から外され、残業や休日労働をしても時間外手当が支払われなくなる。具体的には、高度で専門的な知識を持つアナリスト、プログラマー、コンサルタントなどである。歯科医師は「高度な専門的知識を要する」という要件は満たしているが、歩合制でも最低保障が設定されていることが多く、また 1 時間に何人診たとか 1 日に何人の患者を治療したという具合に労働時間と成果とが連動しているため対象職種にならないと考えられる。歯科技工士は残念ながら所得水準が低く、1,075 万円以上稼ぐ人はいないとみられ該当しないと考えられる。

8）まとめ

　小規模な歯科医院でも、「働き方改革」を進めないといけない時代になりつつある。どう

せなら先に改革を進めて、優秀な人材を確保したいと考えることは、経営上重要である。

(4) 労働時間の規定

労働時間は労働基準法で、一般事業所は1日8時間以内、1週40時間以内、特例事業所は1日8時間以内、1週44時間以内と決められている。研修時間や準備片づけ時間の取り扱いについて質問を寄せられることが多いが、研修時間は出席自由であれば労働時間ではなく、医院の指示命令で行なう場合は労働時間となる。準備片づけ時間も同様で、自主的に行わせる場合は時間外手当は不要であるが、医院の指示命令で行なわせる場合は労働時間となる。

(5) 時間外手当の取り扱い

時間外労働をさせるには、36条協定を締結し労働基準監督署に届け出る必要がある。しかし、現実は多くの歯科医院で実施されていない現状がある。また、時間外手当の算定基礎は「通常の賃金」である。基本給だけ、あるいは独自に定めた時給での支払などの間違った運用が見受けられる。歩合給の場合も時間外手当が必要である。

時間外手当の計算は実際に労働した時間を1分単位で計算して支払う必要がある。また、事業主が任意に「準備時間」など勤務時間を減らすことは認められないことを知っておくべきである。なお、時間外手当の割増賃金は平成22年4月1日付改正にて次のようになっている。

①45時間まで：通常の賃金の25％増し以上

②45時間を超え60時間まで：25％を超える率にする努力をする。

③60時間以上：50％増し。有給への振り替え可。

さらに、平成22年4月1日から、割増賃金引き上げの努力義務が労使に課された。1か月45時間を超える時間外労働を行う場合は、労使で次の時間外労働協定を締結しなければならないことになっている。

①月45時間を超える時間外労働に対する割増賃金率を定めること。

②この率は法定の25％を超えるように努めること。

③月45時間を超える時間外労働をできる限り短くするよう努めること。

歯科医院では1か月45時間もの長時間の時間外勤務をするのは稀であるが、技工所や院内技工の技工士はこの規定に該当するケースがあると考えられる。

さらに、平成22年4月1日から次の改正が行われた。

①1か月60時間を超える時間外労働については、法定割増賃金率が現状の25％から50％に引き上げられた。中小企業や小規模な診療所などでは当分の間、適用が猶予されている。歯科医院では60時間を超える残業をすることはまずないと考えられる。

②割増賃金の支払に代えた有給休暇の仕組みが導入された。

　　事業場で労使協定をすれば、1 か月 60 時間を超える時間外労働を行った労働者に対して、改正法による引き上げ分（差の 25％）の割増賃金の支払に代えて有給休暇を付与できる。この場合でも現行の 25％の割増賃金の支払だけは必要である。

(6) 休日出勤手当の取り扱い

　休日手当には 2 通りあり、それぞれ割増賃金が異なるので留意を要する。

①法定休日に出勤した場合の手当……月 4 日の法定休日に出勤させた場合は、休日手当として割増率 3 割 5 分以上の賃金を支払う必要がある。

②医院の決めた休日（法定外休日）に 1 日出勤した場合……時間外手当として 2 割 5 分増し以上の賃金を支払う必要がある。　なお、振替休日を指定した場合や、変形労働時間制とした場合は、所定内労働時間を超える部分だけが割増賃金の対象となる。

(7) 深夜労働手当の取り扱い

　午後 10 時～午前 5 時までに労働させた場合は、通常の賃金の 5％増し以上を時間外手当または休日労働手当てに加算して支払う。歯科診療所では深夜労働や夜間当直はないと考えられるが、例えば 24 時間診療の歯科医院で夜間診療を行った場合、午後 10 時～午前 5 時の労働時間に対して深夜勤務手当が発生する。

(8) 割増賃金の削減対策

　時間外割増賃金を節約することは医院経営にとって重要な課題である。そのため、医院の状況にあわせて次のような対策を検討する必要がある。

①出勤簿を作成する。

　タイムカードは出社時間と退社時間の記録に過ぎない。出勤簿を作成し、実際に労働に着

出勤簿　　平成 18 年　　　月分　　　所属　　　　　氏名

日付	曜	始業	就業	所定内労働時間	残業	休日	深夜	時間外勤務の内容	上長承認印
1	水	9:15	19:23	8:00	1:08	0	0	診療遅れ介助	○
2	木								
3	金								
4	土								
5	日								
6	月								
7	火								
8	水								

図7　出勤簿の一例

手した時間（着替えてから診療に就いた時間、診療から離れた時間）を記入させ、翌日、院長が確認印を押す。こうすることで例えば居残って本を読んでいたり無駄話をしていた時間を削減でき、実際に働いた時間に対して時間外手当を支給できる（図 7）。

②変形労働時間制の採用

　1 年単位、または 1 か月単位の変形労働時間制の採用が認められている。1 年単位であれば、1 年を平均して 1 週 40 時間を上回らなければよいことになっている。また、1 か月単位であれば、1 か月を平均して 1 週 40 時間を上回らなければよいことになっている。このため、変形労働時間制を採用すると時間外手当の支給額を抑えることができる。ただし、1 か月単位の変形労働時間制の場合は、歴日数が 28 日の月、30 日の月、31 日の月ごとに月の所定内労働時間が変わり、時間外手当の算定基礎額が変わるので計算がやや面倒である。1 年単位の変形労働時間制の場合は、月による所定内労働時間の変動はないが、あらかじめ労働者に年間カレンダーで休日を指定するなどの作業が必要になる。実務的には、導入の際に年間休日カレンダーを作成し、労働基準監督署に届け出る。年単位の変形労働時間制の場合は 36 条協定届けの様式も記入要領が異なるので注意が必要である。1 か月単位の変形労働時間制は就業規則に規定するか、労使協定を締結して管轄の労働基準監督署に届け出る必要がある。また、1 年単位の変形労働時間制は、必ず労使協定を締結して労働基準監督署へ届け出る必要がある。

　1 か月単位の変形労働時間制の就業規則の一例を示すと、次のようになる。

第○○条（労働時間および休憩時間）

1. 所定労働時間は、1 日について 8 時間、1 週間について 40 時間とします。

2. 医院は業務上の必要があるときは、毎月 21 日を起算日とする 1 か月単位の変形労働時間制を適用することができます。

3. 前項の場合の所定労働時間は、1 か月を平均して 1 週間あたり 40 時間以内とし、各月の所定労働時間は、次に掲げる労働時間の範囲内で、別に定める勤務表に基づいて決定します。

　　31 日の月　　177.1 時間
　　30 日の月　　171.4 時間
　　29 日の月　　165.7 時間
　　28 日の月　　160.0 時間

---

③振替休日の活用

　休日出勤させる場合でも、振替休日をあらかじめ指定すると休日手当を払わなくてよい。ただし、労働基準法では後日代休を与えた場合と事前に振り替え休日を指定した場合を区別しており、後から代休を与えた場合は、割増賃金を支払う必要がある。このため、事前に出勤簿に「○月○日振り替え休日予定」と記載しておくか、タイムカードの場合は「休日出勤および振り替え休日申請書」の様式を作って提出させ承認印を押すなど、記録を残しておく必要がある。

(9)　有給休暇の与えかた

　有給休暇は、労働基準法第 39 条で付与日数が決められている。歯科医院によっては、「うちは年間 2 日」など、勝手に決めているケースがあるが、労働基準監督署に相談にいく従業員も増えており、きちんと対策を講じておく必要がある。なお、平成 22 年 4 月 1 日から労使協定をすれば、年次有給休暇を年間 5 日まで時間単位で取得できるようになった。中小企業や歯科医院でも対象になる。しかし、有給日数が時間数になるため管理が面倒になるほか、遅刻常習者が有給への時間単位での振替を求めてくると服務規律も崩れてくる危険があり、歯科医院では導入しないほうが得策と考えられる。

　有給休暇は従業員の権利であるが、少人数の歯科医院では職務への影響が避けられないので、このため次のような対策を行っておく必要がある。

対策 1：有給休暇の申請用紙を作り、申請制としておく。

　事業主は業務に支障がある場合は有給休暇の取得時期を変更できる。小規模の歯科医院では、業務や勤務シフトの状況などによっては医院が回らなくなる場合がある。このような場合は、年間 5 日間を超える部分について、有給休暇の取得日を変更させることができる。慶弔行事の場合は変更できないが、レジャーなどの場合は日程変更を指示できる可能性がある。労働者は取得理由を報告しなくてもよいことになってはいるが、一応有給休暇の取得理由を確認する。また、小規模医院の場合は、有給休暇の申請時にできるだけ交代勤務者を依頼するよう院内でのルール付けをしておくことが望ましいと考えている。

対策 2：有給休暇の計画的取得を活用する。

　労働基準法第 39 条第 6 項により、労使協定を締結しておけば、有給休暇の 5 日を超える部分を計画的に付与することができる。具体的には、年末年始休暇 4 日間、盂蘭盆会休暇 3 日間の計 7 日間を計画的付与として与える。このほかに、院長の研修や学会出席などの休診日を事前に指定して計画的に取得させる。このようにして有給休暇取得による業務への影響

を最小限にすることを考える。

対策3：国民の祝祭日を有給休暇の計画的取得とする。

　日曜日と異なり、国民の祝祭日は就業規則上の休日にしなくてもよい。このため国民の祝日を有給休暇の一斉取得日として休診する。年間15日あるので、任意取得の5日間と合わせると年間20日間の有給休暇を与えることになる。さらに、年末年始休暇や盆休などを与える医院が多く、労働基準法を上回る運用が無理なく可能になる。有給休暇の一斉取得については、労使協定を締結しておく必要がある。

対策4：有給休暇の日数表を作り、残日数を管理する。

　有給休暇の残日数を記載した表を作り、従業員一人ひとりの残日数と取得状況を管理しておく。この表は人事評価の面接において、有休取得日数の少ない従業員の成績をプラスすることを表明するなど、休まずに働いた従業員が損をした気持ちを抱かないようにする。なお有給休暇を取得したことを理由とした評価の減点は許されないので留意が必要である。

4. 職能資格制度を導入する

(1) 歯科医院において採用すべき人事制度を考える

　大部分の歯科医院では専門の事務職がおらず事務能力が低い。また、家族的風土のなかで、人事制度を導入すると、院長側従業員側双方が「他人行儀」と受け止める懸念がある。さらに、少人数のなかで差をつけると不公平感が生じる懸念がある。大企業や病院のような人事システムは困難であり、できるだけ使いやすくする工夫が必要になる。歯科医院に求められる人事制度の条件は次のようになる。

　① 簡便であること。事務的負担や時間的制約が少ないこと。
　② 公平で従業員の納得性が高いこと。従業員にわかりやすく公平感があること。
　③ 経営の裁量権が最大化されること。昇格や昇給に際して院長の評価権を行使しやすいこと。
　④ 従業員の意欲と能力向上を促すこと。長期勤続志向と、能力や業績向上に向けてモチベーションを高められること。
　⑤ 歯科医院の経営目標達成に寄与すること。マーケティング施策への協力や患者数増加による業務負担に耐えられること。

(2) 職能資格制度とは

　職能資格制度は、仕事の困難度・責任度などをベースとした職能資格区分を設け、各職能

資格区分にごとに必要な職務遂行能力やレベルを明示した職能資格基準にもとづいて人事処遇を行う制度である。企業では役職位と資格とは切り離され、年功的に役職位を与える必要がなくなるので導入が進んでいる。職務遂行能力を基準とした人事システムであり、看護師や歯科衛生士など専門職で構成される医療従事者に適用しやすいものである。

(3) 職能資格制度の給料の考え方 (図 8)

1) 3 つの昇給方法

　職能資格制度では昇給は 3 つの種類がある。職能等級が上がる「昇格」、本人給が上がる「昇給」、役職位があがる「昇進」である。給料は、能力評価を反映させた「職能給」と、仕事と業務内容を反映させた「仕事給」に分けられ、職務や責任の程度に応じた給与の支給を可能にする。

　導入にあたっては、現状の年功給からの移行措置として、賃下げにならないよう調整給（現在の給与と新給与の差額を補償するもの）を採用する。判例では 4 年以上の期間をかけて激変を緩和する措置が求められている。歯科医院ではその特性を考慮し、勤務医、歯科衛生士、歯科助手、技工士、受付などの職種を設定し、それぞれの職能要件を明確にする必要がある。

職能資格制度のイメージ

○等級と号俸を設定し、年令、能力、仕事内容に応じて設定する。管理職層（主任、チーフ）などの
　役職は中級以上から選任する。
○昇格によって上位等級に上がると「昇格昇給」がある。
○毎年一度、勤務成績や能力の向上度合に応じて等級が上がり、等級手当が昇給する。
○その他の手当は、皆勤手当、住宅手当などを支給する。できるだけ手当は現状と同じにしておく
　方が納得性を得られやすい。
○賞与や退職金の算定基礎は、等級手当だけの場合と、等級手当＋号俸を合計したものにする場合が
　ある。医院の実情によって検討する。
○求人の際の基本給としての表示は、等級手当と号俸の合計金額とする。

等級	基本給		職務手当	役職手当	その他手当
	等級手当	号棒			
上級	（例）220,000	50,000 49,000 48,000	・歯科衛生士、歯科助手、受付など担当職務に応じた職務手当を設定する。	・主任、チーフなど、役職に応じて手当を設定する。	・皆勤手当、住宅手当など、各医院のニーズに応じて設定する。
中級	（例）200,000	昇給		・役職者は中級以上から選任する。	
初級	（例）180,000	・千円刻みとし、成績に応じて毎年昇給させる。・各等級50号俸まで設定。			

（※基本給欄には「昇格」の矢印、号棒欄には「昇給」の矢印が示されている）

図8

(2) 職能資格制度のメリット

　職能資格制度のメリットとして、病院などの医療機関では、高齢の看護師などの賃金を抑制し、若手の看護師の採用条件を良くできることなどがあるが、歯科医院では従業員の勤続年数が短いため、メリットとしては、採用時の給与を比較的高くし、能力の向上とともに昇格させ、昇格昇給への期待で就労年数を長くできることなどが挙げられる（図９）。

(3) 従業員の調査で賃金制度への満足度を把握する。

　すべての従業員が満足する給与制度はありえないと考えている。これは、どんなに優れた制度でも、どんなに高給でも、一定の従業員は必ず不満を持つからである。一般に、40％が不満を持つ制度は合格といわれている。ところが60％以上が不満を持つような制度を導入してしまうと多くの問題が起きてくる。このため、毎年定期に従業員の意識調査を実施して、従業員満足度や給与制度や人事労務対策に対して問題と感じている事項を把握しておく必要がある。

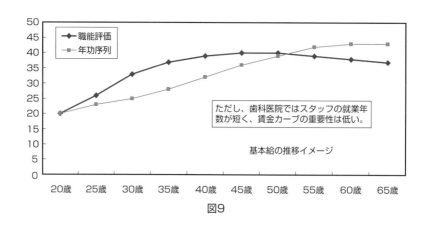

図9

(4) 歯科医院での職能等級の考え方

　歯科医院での職能資格制度の導入に当たっては、職能等級を、初級、中級、上級など３段階程度のシンプルなものにしたうえで、各等級のなかに２段階から３段階のランクを設定する、能力要件は評価表と同じものとして分かりやすく使いやすくする。

　「職能等級のイメージ」　　中級以上は１つの等級に３年以上滞留させる

1. 初級１：卒業後３年程度
2. 初級２：２年目
3. 中級１：３年目。歯科衛生士として一人前のレベル
4. 中級２：副主任や後輩の指導ができるレベル。

5.　中級 3：主任衛生士が任せられるレベル

6.　上級 1：衛生士長に登用する者。またはフリーランスで活動できる専門的技量をもつ者

7.　上級 2：副院長などの役職を任せられる管理能力を持つ者。

(5) 昇格運用のポイント

　昇格にあたっては、その従業員の能力と意欲、そして他の従業員とのバランスを勘案し、だれもが「あの人なら」と認める状態であることが必要である。その意味で対象者に対する従業員間の評価を把握しておく必要がある。

　また、初級から中級への昇格は、早期退職を防止するため年功的に昇格させる。これは最低 3 年間は継続して勤務する気持ちを確保するためである。中級 1 から中級 3 までの昇格は能力評価を基準とし、昇格には 2 年程度の滞留年数を設定する。中級 2 以上には主任や副主任を担当させる。大部分が上級に達せず中級で終わり、上級まで昇格するのは 10 人に 1 人程度の優秀で医院経営にあたって貢献度の高い人になる。

(6) 職能資格要件の考え方

　職能資格要件は、簡素化するために人事評価の能力評価と整合させる。項目は、その等級

1．初級歯科衛生士　「知識」
・歯科口腔診療技術の内容や自院の特徴、価格を理解している。
・健康な歯周組織を理解している。
・レントゲンから患部、歯根、吸収など最低限の状況を把握できる。
・歯肉の健康と異常の違いが分かる。
・顕微鏡検査の準備、患者さんへ呈示することができる。
・基本セット外科用具を理解している。
・その他、歯科衛生士として基礎的な知識を有している。
2．初級歯科衛生士　「衛生士業務技能」
・プロービングが 1 点法基本検査できちんとできる。
・歯牙および歯肉の諸異常を認知できる。
・機械式スケーリングができる 。
・片顎のスケーリングを 30 分以内でこなせる。
・介助者とともに口腔内写真が撮影でき、患者さんに呈示できる。
・対合歯の印象がとれる。
・接着剤除去がきちんとできる。
・石膏模型を正確に作ることができる。
・レントゲン室に患者さんを誘導し、準備ができる。
・その他、歯科衛生士として基本的な技能を有している。

図10　職能資格要件書サンプル

に必要な、「知識」、「技能」、「コミュニケーション能力」、「判断力」、「その他」などで具対的に設定する。例えば中級の歯科衛生士なら、「スケーリングを片顎15分以内でできる」など、医院として期待する能力を具体的に表現する。能力要件書は、ある程度包括した表現としてもれ落ちを防ぎ、さらに「その他」を設けておく必要がある（図10）。

(7) 賃金制度の設計

　賃金制度は初級、中級などの等級手当を基本給とする。また、1,000円刻みの号俸を設定して昇給に備えると調整しやすく便利である。賞与や退職金の算定においては、等級手当だけの月数とする場合と、等級手当＋号俸の月数とする場合がある。次の例は、歯科衛生士を管理、上級、中級、初級の5段階としたものである。等級手当と1,000円きざみの号俸を設定している。昇給は、号俸の範囲で3,000円程度、昇格すると1万円以上の昇格昇給、さらに、主任衛生士など役職につくと2万円程度の役職手当を支給する。

　賃金表の一例を図11に示す。

○○歯科職能要件表および賃金表

等級	資格要件	等級手当	号俸	職務手当			役職手当	皆勤手当
				歯科衛生士	歯科助手	受付・事務		
上級2	管理職として自己の部門を統括管理する。さらに医院経営全体を最適化する視点で経営に対し必要な助言を行うことができる。	240,000	1号～50号まで。1号につき1000円	30,000	10,000	10,000	主任A　20000	10,000
上級1	幹部職員として、部門を統括する立場で、業務の管理、改善、直属の部下の指導、管理を行うことができる。	230,000	1号～50号まで。1号につき1000円	30,000	10,000	10,000	※主任B　10000（補佐として必要な場合に任命することがある）	10,000
中級3	ベテラン職員として、後輩の指導や、担当する業務の管理、改善などを行うことができる。	220,000	1号～50号まで。1号につき1000円	30,000	10,000	10,000	※主任A　20000（職責上必要な場合に任命することがある）	10,000
中級2	ベテラン職員として、後輩の指導や、担当する業務の管理、改善などを行うことができる。	210,000	1号～50号まで。1号につき1000円	30,000	10,000	10,000	主任B　10000	10,000
中級1	一般職員として、それぞれの職務で独力で自己の担当業務をこなせる。	200,000	1号～50号まで。1号につき1000円	30,000	10,000	10,000	主任B　10000	10,000
初級2	学卒2年目、あるいは中途採用者で、基礎的な能力を有するがさらに能力、技術力の向上に努める必要がある。	190,000	1号～50号まで。1号につき1000円	30,000	10,000	10,000	―	10,000
初級1	学卒あるいは経験年数が浅く、研修期間として能力、技術力の向上に努める必要がある。	180,000	1号～50号まで。1号につき1000円	30,000	10,000	10,000	―	10,000

図11　賃金表の一例

(8) 賞与制度の設計

　賞与は「動機づけ要因」として有効である。増えれば嬉しく満足するが、減っても大きな不満を抱かないものである。しかし、歯科医院では採用の際に年間の賞与月数を設定しているケースが多い実態がある。これでは賃金の後払いになるだけで動機づけ効果は期待できないことになる。さらに医院経営が悪化すると支払えない状態にいなり、賃金不払いとして労働基準監督署に駆け込まれたり、退職されたりするリスクを抱える。

　成果主義賞与制度は、動機づけ要因としての性格をもちながら、経営業績に応じてある程度人件費を変動させることができる賞与の支給方法である。定義としては、従業員の業績評価による配分基準を 50％以上とした運用によって支給される賞与であり、医院の経営成果に連動する賞与である。正しくは「業績連動型成果主義賞与制度」という。経営業績が上がれば全体の支給額を増やし、悪化すれば全体支給額を減らすので人件費を変動費化することができる。しかし、業績が悪いからといってゼロにすると優秀な従業員から順番に退職し始めるため配分に工夫が必要である。

(9) 賞与支給額の計算方法

① 売上高に対する人件費比率を算定する。人件費枠から給料の支払額を控除し、年間賞与予算を設定しておく。

　　　　　　売上高目標×人件費比率－給料等年間支給額＝年間賞与予算

② 保証分の賞与は基本給（賞与算定基礎給）に対する一定月数で割振る。

③ 従業員に通常の賞与で支払う割合と成果主義で支払う割合を公開し、合意しておく。（就業規則などで年間○か月などと決めている場合は改定が必要）

④ 夏季賞与の計算：5月時点で実績を把握し、期末を予測する。

　　　　　　期末売上高趨勢予測値×人件費比率－年間給与等＝賞与配分予想額

　　　　　　賞与配分予想額× 40％〜 45％＝夏季賞与原資

※ 40％〜 45％とするのは、売上減少に備える意味と、冬季賞与を多くする慣例による。

　　　　　　夏季賞与原資－通常賞与配分額＝成果主義夏季賞与配分原資

⑤ 冬季賞与の計算：10月時点で実績を把握し、期末を予測する。

　　　　　　・期末売上高予測値×人件費比率－年間給与等支払額＝年間賞与配分額

　　　　　　・年間賞与配分額－夏季賞与支給額＝冬季賞与原資

　　　　　　・冬季賞与原資－通常賞与配分額＝成果主義冬季賞与配分原資

第2節

人事評価を導入する

1. 人事評価の考え方

　人事評価とは、一定期間の従業員の業務遂行における「業績」「能力」「情意（やる気・態度）」を、一定の方法に従って管理者が評価することである。目的は次のとおりである。

　①人事配置のための個人情報の収集：適正配置や昇進・昇格、育成のために、被評価者の
　　能力・適正を把握する。

　②能力開発・教育訓練上の情報収集：経営上、従業員に求められる能力と現実の能力の
　　ギャップを把握し、能力開発・教育訓練目標を設定し、育成するために情報を収集する。

　③賃金管理上の情報収集：適正な給料・賞与支給のための情報源。

(1) 絶対評価と相対評価を考慮する

　公正で納得性の高い人事評価を導入するためには、絶対評価と相対評価を考慮する必要がある。例えば、中学3年生と小学3年生が幅跳びをした。中3の子は150cm飛んだ。小3の子は80cm飛んだ。どちらが優秀か。これを問うような人事評価が多いようにみえる。しかし、これでは正しい評価はできないと思われる。中3の子は小3の子供より大きく飛べて当然だからである。例えば、中3の全国平均が170cmだったら、この子は平均より劣る成績であり、小3の全国平均が70cmだったら、この子は平均より優れた成績である。このように、単純に比較するのではなく、それぞれのランクで評価しなければならない。これを「絶対評価」という。次に、中3のA君は180cm、B君は170cm、C君は150cmとなって、初めて比較ができる。これを「相対評価」という。人事評価は、このように絶対評価と相対評価の組み合わせが必要であり、これを評価システムに取り入れる必要がある。

(2) 人事評価の三原則を確保する

　人事評価には三つの原則がある。これを確保できないとモラール低下、退職などのトラブ

ル発生に直結する。特に少人数の歯科医院では、毎日顔を合わせるため、職場の雰囲気が悪化しがちになる。人事評価の三原則は次表のとおりである。

《人事評価の三原則》

1.　評価の透明性の確保→評価項目や基準の公開など。

2.　評価の公平性の確保→評価者訓練、多面的評価など。

3.　評価の納得性の確保→上司との面接による評価の実施。

---

(3) 中間項を認識する

　中間項とは、本人の入院や結婚休暇など、本人のやる気（情意）や能力に直接関係のない条件である。これは基本的に評価対象から除外して考慮する。こうしなければ結婚休暇を取得したら大きな減点を受けるなどの事態に陥り、従業員のモチベーション低下につながるからである。このため、情意評価、能力評価では減点しない制度が必要である。しかし業績は、入院や結婚休暇などがあると当然下がることになる。人事評価に対する受容と安心感を高めるために、中間項の存在を必ず従業員と評価者の双方に説明する必要がある。

(4) 評定誤差

　評価は、できうる限り真実を反映した情報により評価判定を下すことが望まれるが、人間が人間を評価するため、思い込みや誤解などが入り込み、公正公平な評価ができないことがある。評価者が陥りやすい点を評定誤差とよぶ。次のような評定誤差がある。

①ハロー効果（halo effect）

　ハローとは、仏像の頭の回りに描かれる後光のことである。ハロー効果とは、優秀な部下がいると、すべて優秀だという印象によって評価してしまうことである。例えば、遅刻せず朝早く出勤して夜遅くまで働き、服装がきちんとし清潔である部下の印象は、実際にはそうでなくても仕事が正確で迅速な処理能力を持っていると感じさせる。往々にして逆の場合もあるので要注意である。この防止には以下の対策が有効である。

　◆評価を人事評価表の内容に忠実に評価する。

　◆幹部で評価委員会を結成し、現場の状況を知る評価者の意見を参考にする。

　◆日常発生する事実や業務上の成果・成績ををメモに記録し、これに基づいて評価する。

②寛大化傾向

　評価点が全般的に甘い評価になる傾向のことである。評価者はどうしても部下との人間関係をできる限り良好に保ちたい、部下から嫌われたくない、という感情に陥りがちである。特に主任衛生士など女性同士ではこのようなケースが多くなる傾向がある。また、分院長などは他の分院より自院の成績を良くしたいという思いもあり、分院メンバーの全員を甘く評価してしまう傾向が発生しがちである。この防止には以下の対策が有効である。

◆評価者に私的な感情を排除して事実を反映した正確な評価を行うよう毎回伝達する。

◆分院や各部門の評価者を一同に集めて評価委員会を開き、評価レベルを横通しで比較できるようにする。

◆日常の記録をもとに、良い評価、悪い評価には具体的な理由をコメントとして記載させる。

③中心化傾向

　評価結果が平均値に集中する傾向を呼ぶ。通常は被評価者に対しA評価やC評価など良い評価や悪い評価をする場合は理由を明記する必要がある。このため平均値に近い点をつける方が、評価者が楽なためである。評価に際しての理由づけを明確にする必要性もなくなる。また、評価情報に確信が持てないときや被評価者を良く知らないときは、どうしても無難な評価になりやすくなる。この防止には、次の方策が有効である。

◆評価委員会を開き、評価レベルを横通しで比較する。

◆評価委員会で、関連する評価者が良い点、悪い点を事実で明確にし、多面的に評価する。

◆評価ランクの分布制限を行う。S 5%、A 10%、B 40%、C 10%、D 5%など。

④論理的誤差

　表面に現れている一つの特性をみて他の特性までそのレベルで評価してしまう誤差である。例えば一流大学を卒業しているということで、その部下の理解力、判断力など、頭を使用する評価要素はすべて優れていると評価してしまうようなことである。逆に、高卒という理由で逆の評価をしてしまうこともある。この防止には、以下の方策が有効である。

◆日常の行動と評価表に忠実に基づいて評価を行い、被評価者の属人的情報、評価対象期間外の実績などは考慮しない扱いである。

◆初級、中級、上級など、評価者をランク付けしたうえで、その等級の評価表に従って評価をする。

⑤対比誤差

　評価者が、自分を中心に基準を設定し、部下を自分と対比して評価することで発生する誤

りである。たとえば、責任感の強い評価者は、普通程度の責任感とみられる部下に対しても低い評価を与えてしまいがちである。また逆に折衝力の弱い評価者が、当たり前の折衝力を発揮した部下に対して高い評価点を与えてしまうこともある。この防止には、以下の対策が有効である。

◆評価委員会を開催し、現場の状況を知る評価者の意見を参考する。

◆思い込みを排除し、人事評価表の要素に忠実に評価する。

◆初級、中級、上級など、評価者をランク付けしたうえで、その等級の評価表に従って評価する。

⑥近接誤差

　人事評価をするとき、効果表に類似した評価要素が並んで配列されていたり、あるいは短時間で集中的に評価したりするとき、どうしても各評価要素の評価結果が類似してしまう傾向がある。この防止には以下の対策が有効である。

◆人事考課表の設計にあたり、情意評価、能力評価について、中項目で評価要素を設定する。細目の評価が評価結果に直結しないように設計する。

◆評価委員会を開催し多面的に評価する。

(5) 評価者訓練を実施する

　評定誤差を放置すると職員の不満に直結するため、評価者に対する訓練が欠かせないのは当然である。これを「評価者訓練」とよぶ。内容は、ケーススタディを通じて評価者が自分のクセを把握して、偏りや不公平さを緩和するための訓練である。歯科医院を舞台とした評価者訓練を工夫し、評価者のクセと人事評価の偏りを防止するための評価委員会の重要性を認識させる。

(6) 分析的評価指標を設計する

　できるだけ客観的な評価のため分析的評価指標が開発された。従業員のやる気、能力、業績の３つの視点から評価するもので、それぞれに人事評価項目を設定する。

①情意評価

　業務に対する意欲、やる気の評価である。「規律性」、「責任制」、「協調性」、「積極性」の４つの視点で評価を行う必要がある。これは、規律をよく守り、自分の与えられた職務は責任をもってこなすタイプの職員は、往々にして協調性に欠け他の職員の仕事を手伝わなかったり、また積極性に欠け進んで会議で発言したり改善提案などをしないタイプの人が多く、逆に、協調性に優れ他の人の仕事を進んで手伝ったり、積極的に改善提案などをする職員は、

肝心の自分の仕事が中途半端だったり、遅刻をしてきたりするタイプの人が多いためである。

情意評価項目は次のような項目である。これは従業員達の行動規範になる。

ⅰ）規律性：

・規則や指示命令をよく守り秩序の維持につとめた。

・服装、言葉遣い、挨拶、態度のマナーなど、きちんとできた。

・遅刻、早退、無断欠勤がなかった。

・医院の物品を大切に扱った。

・業務上や患者の機密を外部にもらすようなことはなかった、など。

ⅱ）責任制：

・最後までやり遂げる姿勢が随所に見られた。

・部下や同僚に責任転嫁するようなことはなかった。

・自己責任の分析・追及をした。

・上司に対して担当業務の経過報告を適確に行った、など。

ⅲ）協調性：

・他部門との連携協力を適切に行った。

・自ら進んで他の仕事を引き受けたり手伝ったりした。

・上下、水平のコミュニケーションをよくはかった。

・明るく働きやすい職場作りをした、など。

ⅳ）積極性：

・自主的に担当業務の改善工夫や提案に取り組んだ。

・仕事の量的拡大・質的向上を目指し自己啓発に取り組んだ。

・よいと思ったことは進んで提言した。

・会議やミーティングで意欲的に発言や提案をした、など。

---

②能力評価

発揮能力主義で、保有しているだけでなく、実際に業務に発揮している能力の評価を行う。これは各職能資格等級ごとに具体的に能力要件を設定した評価票を準備する必要がある。能力としては、「体力」「知識」「技能」「判断力」「交渉力」「企画力」「実行力」「業務遂行能力」「管理力」がある。

能力評価にあたっては、初級、中級、上級など対象被評価者のランクに応じた能力評価票

を設計する。図12は、初級歯科衛生士用の評価シートのサンプルである。知識、衛生士業務、歯科医師介助業務、判断力、コミュニケーション能力など、院内で要求される能力の項目を設定しておく。これがその医院の標準的な能力の基準となり、従業員の目標となる。

初級歯科衛生士　評価シート　H　　年　　月　　日　氏名

1．知識	本人評価	上司評価
□歯科口腔診療技術の内容や自院の特徴、価格を理解している	□大変良い □やや良い □普通 □やや不足 □不足	□大変良い □やや良い □普通 □やや不足 □不足
□健康な歯周組織を理解している		
□レントゲンから患部、歯根、吸収など最低限の状況を把握できる		
□歯肉の健康と異常の違いが分かる		
□顕微鏡検査の準備、患者さんへ呈示することができる		
□基本セット外科用具を理解している		
□医院の経営理念や目標値など基本的な知識をもっている	【コメント】	
□その他		
2．DH業務技能	□大変良い □やや良い □普通 □やや不足 □不足	□大変良い □やや良い □普通 □やや不足 □不足
□プロービングが1点法基本検査できちんとできる		
□歯牙および歯肉の諸異常を認知できる		
□機械式スケーリングができる		
□片顎のスケーリングを30分以内でこなせる		
□介助者とともに口腔内写真が撮影でき、患者さんに呈示できる	【コメント】	
□対合歯の印象がとれる		
□接着剤除去がきちんとできる		
□患者さんに基本的なブラッシング指導ができる		

図12　能力評価票のサンプル（初級歯科衛生士用の評価シート）

③業績評価

　目標に対する達成度の評価である。目標管理と連動し、個人別に重点目標、日常業務の遂行成績などを展開する。また、院内での症例検討会や研究発表の実績、院外の研修などへの参加実績、改善提案件数なども業績評価の対象とする。そして、医院経営への総合的な貢献度を判定し、総合評価とする。

④総合評価

　情意評価、能力評価、業績評価の結果から、総合的に対象者の評価ランクを決定する。給料の昇給を決めるときは、情意評価と能力評価に重点を置いて配分し、賞与額を評価するときは、業績評価と情意評価に重点を置いて配分する。

(7) コンピテンシー評価

　従業員の相対評価に基づくコンピテンシーに注目した評価も工夫されている。これは院内で最も優れた従業員を基準として、他の従業員を比較で評価する方法である。スーパースターのような従業員がいる場合は全体のレベルアップが可能になるが、平均的なレベルの従業員しかいない場合は、世間水準より劣ったレベルでの評価になる危険がある。小規模な医院では、スーパースターのような模範となる人材が見つけにくいため、電話応対、受付業務、衛生士業務など兼務を小分けして、それぞれの分野の優秀者を選定し、比較して評価するなど使いやすくする。

(8) 評価ランク

　評価は、職員の意欲や能力、業績を評価し、ランクをつけることである。評価ランクは通常、S、A、B、C、Dの5段階で設定する。Bが標準である。それぞれのランクに＋、－の評価を付け加え、15段階で運用する場合もある。また、人事評価はあくまでも業務遂行における意欲、能力、業績の評価であり、例えばノーベル賞の受賞など特別な功績や人命救助などの突発的な善行は、表彰制度・報奨制度の対象として、業務からは切り離して考える。

(9) 評価委員会の開催

　一般の医院では院長一人による評価が行われているが、公平な評価を行うため、評価者を選任する。例えば主任衛生士や受付主任を評価者として一次評価を行わせ、それを持ち寄って院長、主任衛生士、受付主任の3人で評価表に基づいて話し合い、全体のバランスを見ながら2次評価を行う。こうすることで従業員の評価に対する信頼感が高まり、モチベーションが向上する。

(10) インセンティブを設定する

　給料賞与の評価に加えて動機付づけ手段としてインセンティブを設定することも考える。これは給料の昇給は年1回、賞与は年2回が通常であり、機動性に欠けるためである。自費治療の獲得や歯科衛生用品の販売などで目標を設定し、達成した場合に支給する。

　例えば、医院全体で従業員の自費説明で獲得できるクラウン・インレーなどの自費の金額目標を設定する。例えば、月額50万円としてこれを達成すると、全員に1人1,000円～1,500円の大入り袋を支給する。

　この場合、従業員10人でも5万円である。自費の利益率は約40％であり、50万だと20万円の利益がでている。医院としては15万円の差額が残る。

　報奨金は全体ミーティングの場でイベント性を持たせて現金で支給するが、給与所得とし

て源泉徴収をしておく。

　気をつけなければならないのは、今後増加する自費売上だけでなく、今まで一定レベルで獲得していた自費売上げについても報奨金が発生することである。つまり、導入後すぐは医業利益が報奨金分だけ低下する。しかし、やがて従業員の自費獲得の自主勉強会なども活性化し、自費売上げが着実に増加するようになっていくものである。

2. 賞罰制度を運用する

　適切な人事労務管理のためには、人事評価と並んで賞罰制度を運用する必要がある。特別に優秀な改善提案があったり、人命を救助したりするなど、他の模範となる行動があった場合は、人事評価ではなく表彰制度を活用する。表彰にあたっては、就業規則に対象と表彰を明記すべきである。例えば永年勤続表彰を5年以上の勤務者に設定しておくと早期退職の抑止効果が期待できる。このときはふさわしい賞品を用意して動機づけ効果を高めておく必要がある。

　逆に、職員に就業規則に違反をする行為があったときは、再発の防止や反省を求めるうえで人事評価の減点だけでは不十分な場合がある。そのために人事評価と懲戒処分の関係を整理しておく。そして必要な場合には毅然として懲戒処分を行う必要がある。

(1) 人事評価と懲戒処分の関係

　人事評価と懲戒処分の関係を一週間連続で遅刻してきた場合を例に整理すると図13のようになる。不可抗力や不注意による場合は人事評価の領域であるが、大きな過失や故意による場合は懲戒処分の対象になる。また、上司は状況によって管理責任を問われることもある。

(2) 懲罰委員会、基準を設け公平な運用を図る

懲戒処分の考え方

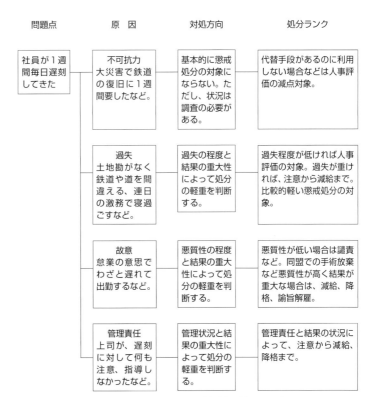

図13　「人事評価と懲戒処分を整理する」

懲戒処分を行う際は、恣意的な処分を避けできるだけ公平で公正な運用を図る必要がある。院長１人で決めるのではなく、幹部による懲罰委員会を開催して合議で検討することが望ましい。その際、問題行動の事実を記録で確認するほか、過失や損害の程度によって処分の程度を、図14のような「懲戒処分の運用マトリックス」で整理し、公平で公正な運用ができるようにしておく必要がある。

被害の程度		過失の程度					
経済的被害	人的被害	なし	軽い	中程度	重大	故意	悪意
なし	なし	不問	注意	戒告	譴責以上	減給以上	諭旨解雇
軽い	なし	注意	譴責	減給	減給以上	減給以上	懲戒解雇
中程度	軽い	注意	減給	減給以上	減給以上	諭旨解雇	懲戒解雇
重大	中程度	注意	減給	減給以上	諭旨解雇	懲戒解雇	懲戒解雇
	重大	注意	減給	減給以上	諭旨解雇	懲戒解雇	懲戒解雇

摘要
・２回目以上の再犯は、その都度懲罰ランクを１ランク上げる。
・軽い問題でも、３回くりかえしたときは、４回目以降は諭旨解雇とすることがある。
・情状により、上記懲戒ランクを引き下げ、あるいは引き上げることがある。

図14　「懲戒処分の運用マトリックス」

（3）懲戒処分の運用

懲戒処分にあたっては、まず処分の対象となる問題行為を具体的に発生日時、場所、状況、もたらした被害の程度、抵触する就業規則の条文や法律など、事実で指摘したうえで本人の弁明を聞く必要がある。上司がいる場合は状況を説明させる。これは医院側にも反省すべき点があるかも知れないからである。その際、反省書や始末書を持参していれば受領し一旦帰す必要がある。そして、懲罰委員会を開催して懲罰の程度を協議する。反省書の提出など深く反省がうかがえる場合や、もっともな事情がある場合などは情状を酌量する。懲罰が決定したら、本人を呼び出して院長から口頭または文書を添えて懲戒処分を言い渡すこととなる。文書を交付するときは、具体的な事実と処分の理由を明記しておくことが重要である。

3. 解雇の知識

（1）試用期間中の解雇

試用期間中はいつでも解雇できるという誤解があるが、解雇手当を払わずに解雇できるのは14日以内である。この場合も解雇に相当する理由が必要である。この期間を超えると、平均賃金の30日分の解雇予告手当または30日前の通告が必要になる。当然ながら正当な解雇理由が必要である。試用期間終了時に、当初の契約条件での雇用が難しいと判断される場合は、期間満了前に本人と採用条件について充分協議する必要がある。試用期間の延長をする場合も協議が必要である。そのため、試用期間中は勤怠状況や業務上のミス等があれば注意し、記録をとっておく。また、毎月１回面談をして社員になれそうかどうかを伝える。無

理な場合は早めに伝えることが必要である。

(2) 通常の解雇手続き

相当の理由があれば、30日前に予告するか、平均賃金の30日分の解雇予告手当を支払えば解雇できる。

試用期間中の解雇を含め、解雇理由については就業規則に具体的に明記しておく必要がある。

例えば、① 身体・精神の障害により業務に耐えられない時。

② 勤務成績が悪く勤務に適さないと認められる時。

③ 勤務状況が著しく不良で改善の見込みがなく、職責が果たせないと認められる時。

④ 試用期間中や試用期間終了時までに職員として適さないと認められた時。

このように解雇する理由を列挙しておくと、次のようなことがいえる。

例えば、勤務態度が良くない従業員を解雇せざるを得ない場合は、就業規則に違反するなどの行為をした事実と日時、それに対して注意した事実などを記録しておく。そのうえで事実を示し、解雇理由を「勤務態度が著しく不良で改善の見込みがなく、就業規則第○条により解雇します」などと伝える。

(3) 懲戒解雇

勤務態度が不良であるからといって簡単に懲戒処分として解雇することはできない。まず、就業規則にどんな規則を守らねばならないか、そしてどんな違反行為をした場合に懲戒解雇に処するのかを明記しておく必要がある。このとき、度々注意しても勤務態度を改めないなど違反行為を繰り返すような場合は、三度以上きちんと注意し、勤務不良の事実と注意をしても改善されなかった記録がある場合は懲戒解雇できるという判例がある。ただし、懲戒解雇になると係争になる可能性が高くなる。できる限り普通解雇や退職勧奨などの方法で円満に解雇する方法を検討する必要がある。

(4) 整理解雇の４原則

企業の希望退職募集によるリストラが増えているが、図15の「整理解雇の４原則」を踏まえたうえで実施している。歯科経営の環境が厳しくなっているが、できるだけ解雇を避ける努力が必要である。そして、この４原則を踏まえたうえで、希望退職や退職勧奨を行うことが望ましいと考える。

(5) 解雇の条件

使用者は、就業規則に規定すれば悪質な行為をした労働者を解雇することができる。（労

基法89条）しかし、労働者を解雇しようとする場合は、労働者の責に帰すべき事由による

---

1. 当該解雇を行わなければ、その企業の維持存続が危機に瀕する程度に差し迫った必要があること。
2. 従業員の配置転換や一時帰休、希望退職の募集と、労働者にとって解雇よりも苦痛の少ない方策によって余剰労働力を吸収する努力をしていること。
3. 労働組合ないし労働者に対し、事態を説明して了解を求め、人員整理の時期、規模、方法などについて労働者側の納得が得られるよう努力していること。
4. 人員整理の基準、それに基づく人選の仕方が客観的、合理的であること。

出所：『リストラの攻防』高井伸夫著

図15

解雇を除き、少なくとも30日前に予告するか、30日分の平均賃金を支払わなければならない。（労基法20条）そして、労働者の責に帰すべき理由で労働者を即時解雇するためには、所轄の労働基準監督署長から解雇予告義務を免除する「解雇予告除外認定」を受ける必要がある。この認定なしに1か月前の予告または予告手当なしで解雇した場合は、解雇が無効となることがあり、訴訟になると休業損害を請求される危険がある。

　しかし、この認定手続きのためには1か月程度の期間を要する。さらに横領や窃盗など明らかに刑事事件に抵触する場合でなければ認定される可能性は少ないと思われる。つまり、懲戒解雇をする場合でも1か月の解雇予告または30日分の予告手当を支給して通常の解雇手続としておくことが望ましいと考えている。

　なお、懲戒解雇で退職金を不支給とするには、就業規則に「労働者の責に帰すべき事由による解雇の場合は退職金を不支給とする」と明記しておく必要がある。さらに、退職金の不支給幅は問題行為とのバランスで決定する必要があり、全額カットは悪質な場合に限られると考えておくべきである。

　できるだけ解雇を避けるために、労働者に転勤や出向を命じるなどの方法も検討しておく必要がある。なお、転勤や出向は事業主の裁量で命じることができるが、人選と異動配置について合理的な理由が必要である。さらに、転勤や出向を命じることがある旨を就業規則に明示しておく必要がある。

(6) 労働問題の対処方法

　問題行動をくり返す従業員を解雇せざるを得ない状況になったら、できるだけ早く専門家に相談する必要がある。弁護士や特定社会保険労務士などのアドバイスは有益である。公的には次の方法がある。

1.　労働基準監督署の労働相談

　通常は労働者から労基署に相談が行われて調査になるが、使用者側から相談をすることもできる。懲戒処分にあたって解雇が可能か、あるいは処分の程度や退職金の減額幅などの相談が可能である。場合によっては、相手先を呼び出して労働基準監督官が立ち会い、三者での話し合いをしてくれる。この話し合いの結果には強制力はないが有力な根拠になる。

2.　労働相談コーナー（厚生労働省）

　労働相談コーナーは、厚生労働省が設置する機関である。全国 47 都道府県に設置されている総合労働相談コーナーにて、労働者、事業主からのあらゆる労働問題についての相談を面談あるいは電話で受けられる。ウェブページから相談コーナーの所在地と電話番号が検索できるので、できるだけ早い段階で相談することが望ましいと考えている。

3.　労働審判

　裁判所で行う紛争解決手続である。裁判官と使用者側、労働者側の委員が任命され、3 名で審議が行われる。通常は労働者から提訴されるが、使用者側から提訴することも可能である。院長（経営者）と弁護士だけが同席を認められる。 訴訟の場合は係争期間中の賃金負担が生じるが、期間が短い分だけ使用者側にもメリットがある。三者での話し合いが行われ、原則として 3 回以内の期日で審理し、調停を試みる。調停に至らない場合は労働審判が行われる。労働審判の結果に不服があれば、当事者から異議の申し立てが可能である。この場合は労働審判は効力を失い訴訟に移行する。

4.　民事訴訟

　双方弁護士を立てて争う通常の訴訟である。労働者から提訴されることが多いが、使用者側から提訴することも可能である。訴訟の場合 1 年以上の期間がかかり、解雇に関する争いの場合はこの期間中の賃金負担が生じる。特に不当解雇で提訴された場合、賃金が労働者側の損害に加算されていく。このため、できるだけ訴訟は避けるほうが賢明である。労働問題の訴訟で使用者側が勝訴するためには、優秀な弁護士事務所の起用と、できるだけ早い段階での相談開始が不可欠である。

　問題の解決には、訴訟にならない対処方法を早い段階から弁護士や専門家と協議して進めることが重要である。特に院長は問題職員に対して強い怒りを抱いていることが多いが、解雇に関するトラブルを防止するためには、一時的な感情をできるだけ抑え、専門家のアドバイスに従って行動することが大切である。

| 付録参考資料 | 歯科医院を知る |

1.　歯科医院の設備の名称と標準的な価格

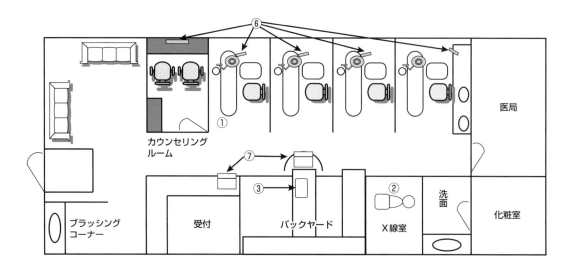

■診療設備

【医療機器】

① 治療ユニット

　　診療台　1台300万円～700万円

② X線装置

　　デジタルレントゲン1台　600万円～

　　CT　1台　900万円～

③ 自動滅菌装置（オートクレーブ）

　　1台　30万円～80万円

④ 先端医療設備

　a) マイクロスコープ　300万円～1,000万円

　b) レーザー治療装置　300万円～700万円

　c) 技工CAD/CAM装置セレック　1,200万円～1,400万円

⑤ その他設備

　a) マイクロスコープ：400万円～800万円　天井吊り下げ式、可動式などがある。

　b) 超音波スケーラー：30万円程度　※ユニットに内蔵されている機種もある。

【その他機器】

⑥ 患者コミュニケーションシステム（ユニットに備えつけ画像で口腔内の状況や症状、治

④a

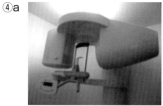

④b

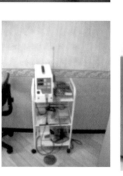

④c

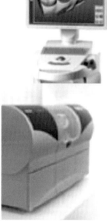

療法などを説明するための装置）

300万円〜400万円　サーバー＋クライアント3台

■事務機器

⑦ 電子カルテ・レセプトコンピュータ

200万円〜350万円　（端末2台の場合）

■消耗品

⑧タービン、コントラ　（10万円〜／本）

2. 歯科の標榜科目

標榜が許されているのは次の4つだけである。

歯科	歯とその周辺部の疾患を対象として診察・治療を行う診療科で、むし歯や歯周病の予防・治療、義歯、歯並び・矯正、インプラントなどを行う。
矯正歯科	悪い歯並びや噛み合せを治療する専門の診療科である。矯正器具を使用して歯並びを改善し、審美性を向上させたり、噛み合せを改善したりする。原則として自費になる。
小児歯科	成長発育期にある子供のむし歯の治療、予防を行う診療科である。0歳児から12歳〜15歳までが対象である。床矯正治療など小児矯正を行う医院もある。
歯科口腔外科	口腔内とその周囲に発生するガンや炎症などの疾患の外科的な治療を専門とする診療科である。全身疾患の患者さんの口腔内の諸症状の治療も行う。

※審美歯科、予防歯科、インプラント科など、標榜科目と誤認するような表現は、医療法の広告規制で禁止されている。

3. 保険診療

保険診療報酬は、1点10円で算定されている。それぞれの診療内容ごとに点数がきめられている。点数は2年に1回改定され、介護報酬が3年に1回改定されるため、6年に1度は同時改定となる。診療報酬の点数算定については、「全科実例による社会保険診療報酬」（赤本）や、「歯科点数表の解釈」（青本）などの参考書に詳しく記載されている。

4．介護報酬

　訪問歯科診療の場合、要介護認定を受け要介護度の等級を持つ患者の場合は、医療保険のほかに介護保険も適用される。介護保険は、1単位10円で算定される。要介護区分（要支援1、2および要介護1～5）に摘要されている患者の場合は介護保険請求が優先される。介護保険は3年に一度改定される。

	介護認定なし	介護認定あり
施設	医療保険	医療保険
在宅	医療保険	介護保険＋医療保険

出所：「歯科訪問診療はじめの一歩から」より

5．保険医療機関と療養担当規則

　保険医療機関と保険医は「健康保険法」の「保険医療機関および保険医療養担当規則」に従って保険診療を行っている。これに違反した場合は、保険医療機関の指定取消や、保険医登録の取り消しなどの罰則を適用される。万一このような措置を受けると、保険診療を中心に経営している一般的な歯科医院は廃業に追い込まれる場合がある。保険医停止期間は通常5年間で、この期間は保険医として診療ができないため、自費中心の歯科医院や中国など海外の歯科医院に就職して生計を維持するなどの事態に追い込まれてしまう事例もある。

　保険診療の値引きの禁止、療養の給付の担当の範囲、給付の方針、診療録の記載および整備など、基本的な事項が記載されている。「歯科点数表の解釈」（青本）などに収録されているので、ぜひ一度目を通しておくことをお勧めする。

6．行政による指導・監査

　保険医療機関は、保険請求の内容について、行政から「指導・監査」を受けることがある。

指導監査の種類		実施主体
集団指導		都道府県、地方厚生局
集団的個別指導 上位8%かつ、累計区分別の平均点数の1.2倍		
個別指導	①新規指導：開設6か月後に事前通知されるカルテ等を持参する。 ②指定医療機関： 　内部告発、患者からの通報、高点指導、集団指導拒否などの場合。	厚生労働省、都道府県、地方厚生局
監査 行政処分：保険医取消、戒告、注意など。		
適時調査		地方厚生局

7. 査定・レセプトの審査

　審査支払機関は、保険医療機関から提出されたレセプトを審査し、不適当なものがあれば返戻、増減点される。査定は単なる減額ではなく、審査記録の存在によって、場合によっては「不正請求」となり、指導・監査につながる危険がある。最悪のケースでは過去5年にさかのぼって自主返還となる。不服があれば再審査請求をすると、ハードルは高いものの多少は戻ることがある。

8. 縦覧点検と突合点検

①縦覧点検は6か月分のレセプトをコンピューターで分析し、傾向的な算定や検査など算定回数が決められている請求をチェックする点検で、歯科の査定の1／4が縦覧点検によるものである。

②突合点検は診療所のレセプトと調剤薬局のレセプトを突合し、医薬品の適応、禁忌、投与量や回数などの点検を行うものである。歯科診療所は投薬自体が少なく、突合点検の影響はあまりないと考えている。

9. 未収金の時効

　診療報酬の未収金の時効は、3年の短期消滅時効である。窓口負担金や自費治療の診療費

で未収金が発生した場合は、必ず請求書を発送し、返済なき場合は、請求書を書留や内容証明郵便で送付して時効の中断をしておく必要がある。これをしておかないと、税務上の貸倒償却ができない場合がある。

民法第170条（三年の短期消滅時効）

　次に掲げる債権は、三年間行使しないときは消滅する。ただし、第二号に掲げる債権の時効は、同号の工事が終了したときから起算する。

　…医師、助産師または薬剤師の診療、助産または調剤に関する債権。

10. 歯科医師会

日本歯科医師会	：日本医師会、日本歯科医師会、日本薬剤師会を三師会とよぶ。
都道府県歯科医師会	：都道府県ごとの歯科医師会
郡市区歯科医師会	：市、区などの歯科医師会

入会金：300万円程度。年会費：50万円程度。ただし、最近は郡市の歯科医師会では入会金を減額あるいは免除しているケースもみられる。

事業内容：特別優遇融資、医療保険、医業経営や医事紛争の処理、学術研修、保健検診事業など。

2018年（平成31年）4月末日現在の会員数（法人会員を除く）は、64,777名である。

最近は非会員での開業が増加しているが、医療事故やクレーム対策などの支援、歯科医師損害賠償責任保険、健康保険料が安い歯科医師国保へ加入できることなどのメリットがある。資金のない開業時は難しくても、経営が軌道になった時点での加入を検討するようアドバイスする必要がある。

11. 保険医協会

全国保険医団体連合会	：保険医協会が加盟する全国組織。
保険医協会	：歯科医師会には加入せず、保険医協会だけ加入する医師も多い。

「保険医の経営、生活ならびに権利を守ること」「保険で良い医療の充実・改善を通じて国民医療を守ること」を目的としており、医科歯科合計で会員数10万3千人を超え開業医の62%が加入している。

歯科医師会に加入しない場合は、保険医協会への加入を勧める。診療報酬改定の説明会や、保険請求についての疑義への回答などの情報を得ることができる。個別指導への対策や保険診療にかかる医事紛争などのアドバイスも得られる。

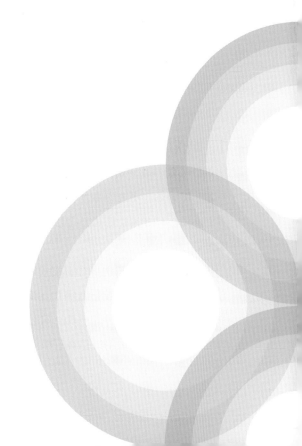

第　5　章

歯科医院の事業承継

これからの重要なテーマとしての歯科医院の第三者承継

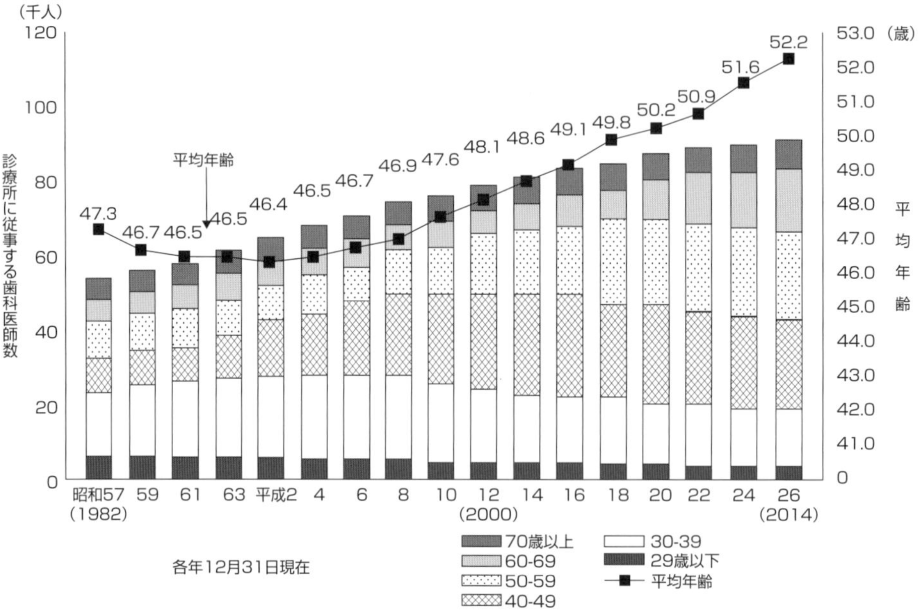

図1　歯科診療所数の推移

1．時代の変化と承継問題の背景

　歯科医院の競争激化、資金不足、衛生士獲得の難しさなど、歯科医院の経営環境は厳しさを増している。そんな中で歯科医師の平均年齢は平成20年、初めて50歳を超えたという資料がある。つまり、このことはリタイアを控えた歯科医師がこれから増加し続けることを意味する（図1）。

　実際に近年、歯科医師の高齢化による引退によって廃止となる歯科医院が増え、平成20年には廃止数が開設数を上回り、調査開始以来初めて歯科医院数が減少している（表1）。

　毎年、収入が下がり、それに対して人件費を始めとしたコストが上昇し、利益が減少し続けているのが、一般的には歯科医院の平均像として捉えられてる。しかしながら、歯科医院

表 1　歯科医院開設・廃止推移

	平成20年 2008年	平成21年 2009年	平成22年 2010年	平成23年 2011年	平成24年 2012年	平成25年 2013年	平成26年 2014年	平成27年 2015年	平成28年 2016年	平成29年 2017年
開設	2,116	1,815	1,760	1,926	1,633	1,707	1,912	1,604	1,702	1,720
廃止	1,859	1,409	1,392	1,789	1,243	1,405	1,746	1,344	1,411	1,739
増減	257	406	368	137	390	302	166	260	291	−19

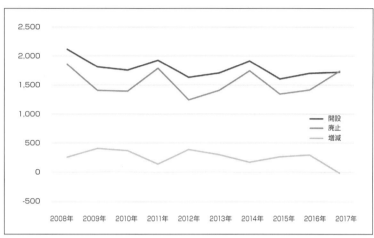

（出所：厚生労働省　医療施設調査）

の中には、厳しい経営環境の中でも優良な経営をしている歯科医院が数多く存在する。これらの歯科医院は、コアコンピタンスをもち、人材育成がされ、安定した来院者を確保している。

　虫歯の洪水といわれた時代を背景とした治療の時代から、国民の口腔状態が格段に改善され、予防意識やヘルスプロモーションの概念を拡げていることも歯科医院が果たした大きな役割といえる。つまり、予防やヘルスプロモーションの概念とともに歯科医院経営は変化してきたといえる。

　このように優良な経営をしている歯科医院は、一般企業のように世代承継されてゴーイングコンサーンを実現することが可能になってきたといえる。歯科医師を中心として、歯科衛生士、歯科助手、さらに近年は歯科コーディネーターという職種も生まれ、大きなチームとして歯科医療がなされ、それにつれ規模的にも小規模医院から徐々に拡大してきたことも承継を可能にする理由になってきている。

　これらの歯科医院の変化は、今まで「新規開業」という選択肢しかなかった若手歯科医師にとっては「承継開業」の可能性がでてきたことになる。

　また、以前は親が歯科医院を経営している場合でも子供は別なところで新規開業するケー

抜粋（医療経営白書 2010 年度版より）

30 歳台を中心とした若手歯科医師の就職、開業の状況が、地域によっては厳しくなりつつある。開業も、常勤で勤務することも難しく、アルバイト的な勤務形態で歯科医師を続けているケースが増えているとされているが、これらの就業形態、雇用条件などの実態については明らかになっていない。

スが少なからず見受けられている。しかしながら、これからは承継することの価値や意味をあらためて見直さなくてはならない時期にきているといえる。

　また、これからは開業を目指す歯科医師にとって、新規開業する場合と比べて、歯科医院を承継することはプライオリティーのある方法となる。なぜならば下記抜粋にあるように、新規開業が厳しくなりつつある現状で、歯科医院の承継は現実的な必要性に迫られているといえる。

　さらに、患者視点から「歯科医院の承継」を考えた場合、かかりつけ医として安心して通院している患者にとって、同じ医院に通院を続けられることこそが、「医院が承継される」大きな意義であることはいうまでもないと考えている。

2.　医院承継における受け手の価値

　医院承継の受け手はどのような歯科医師であるか考えてみる。開業を目指す歯科医師にとって医院承継による開業という機会が開かれてくることは若手歯科医師にとっても大きな価値になり、目標になっていくと考えている。また受け手が経営能力のある医療法人等である場合もある。その場合は経営能力ある歯科医院の再編が進み、歯科医院の経営基盤の盤石化が進むことになる。

　ではこのような受け手にとって、承継はどのようなメリットがあるか考えてみる。

(1)　「人」……患者の引き継ぎ・従業員の引き継ぎ

　昨今、歯科医院は全国ほとんどの地域で競合が激しく、歯科医師の数も供給過剰が続いている。新規参入が困難な状況下では、新規開業に比較して、医院承継により先代院長のかかりつけの来院者をそのまま引き継げる点は大きなメリットである。

　特に新規開業する場合、開業から数年間の医院立ち上げ期間においては、受け手歯科医師が適切に事業を承継できた場合、新規開業と比較して、大きな収益力、認知度、信頼度があるといえる。

　また、開業に先立ち、時間的・経済的に従業員の研修等に充分な時間や労力を割くことができない歯科医師にとっては、患者応対や診療所の流れを熟知する従業員を譲り受けられるという点も大きな魅力といえる。患者の個性や性格に精通する従業員が院内に1人でもいれば、開業当初から診療がスムーズに行われるし、経験豊かな歯科衛生士やスキルの高い衛生士がそのまま継続して勤めてくれていれば、来院者からの評価も維持され、来院者に安心を与えることができる。

(2)　「物」……施設や医療機器の引き継ぎ

　いうまでもなく、医院承継では、土地や建物、医療機器、医薬品などの備品、材料等を譲

り受けるため、開業に必要な設備の準備については、ほとんど省略することができる。

　医療器械を入れ替える時期や改装の時期も、資金力に応じて順次計画していくことができるのは魅力である。

(3)　「金」……事業計画の確実性

　新規開業の場合、開業にあたっては事業の見通しをたて、事業計画を作成し、その事業計画をもとに資金調達を行っている。しかしながら、新規開業にあたっての事業計画は市場調査をもとに行っているだけであり、計画の確実性のよりどころはそれほどあるわけではないのが現状である。それに対して、事業承継の場合、ある程度確実な計画を策定することができる。

　自己資金が不足している場合、融資を受けるにあたって必要な担保力が不足している場合や、保証人の保証能力が不足している場合でも金融機関に計画の確実性をなどを訴えていくことにより、資金調達の可能性が高まる。

　また、開業に必要な広告宣伝費、開業準備費用なども節約できる点も医院承継のメリットといえる。

(4)　「時間」……時間を買う

　受け手歯科医師が適切に事業を承継できた場合、特に開業から数年間の医院立ち上げ期間においては、新規開業と比較して、収益力、認知度、信頼度におけるアドバンテージがある。

　これが営業権のもとになるものと考えられ、ここに受け手の大きな価値を見出すことができる。つまり後継者は前院長の診療方針、経営方針などを承継しながら、自分の個性をもとに特長づくりをし、長期的展望で医院経営を行っていくことがその後の成否につながっていくといえる。

(5)　経営システム、組織風土、組織的技術

　承継の場合、人、物、来院者の承継だけでなく、組織そのものを引き継ぐことになる。経営システムや診療システムは一朝一夕でできるものではないため、よいシステムは承継し、活かしていくことが価値といえる。

3．医院承継による譲り手の価値

　歯科医師にとってリタイア後に医院を廃業せずに売却することができれば大きな利益を得ることができる。さらに、単に居抜き医院として、医療機器や内装、賃借権というものの価値を売却するだけではなく、通院患者を引き継ぎ、従業員を引き継ぎ、歯科医院としての組織、機能をそのまま引き継ぐ、いわゆる医院そのものを承継するという売却が譲り手として、

より大きな価値を創りだすことができる。以下、医院を売却する際の譲り手の価値をみていくこととする。

①有形の資産とともに、営業権を現金化することが出来る

　歯科医院を廃業すると、医院には医療機器や、内装などは残るが、売却できるようなものがなく、資産価値がゼロになる場合がほとんどである。さらに資産価値がゼロになるだけでなく、テナント医院であれば原状回復をする費用が必要になったり、自己所有の不動産であっても売却地修復のため取り壊しや改装などをする費用が必要になる。

　それに比べると医院を承継する場合、資産が引き継がれるだけでなく、患者や従業員が引き継がれ、つまり歯科医院という事業が組織として引き継がれることになり、ここに営業権（収益力）という価値が評価され、現金化できることになる。

②来院者が通院を継続できる

　医院が承継されることによって、患者が通院し続けることができる。歯科医院は修復から予防の時代に入っている。地域のファミリードクターとして、予防から修復、そしてメンテナンスと、かかりつけ医として患者を永続的にケアできることが歯科医院の重要な役割になってきている現在、患者にとって継続して通院できる意義は大きいと考えている。

③開業する歯科医師に承継開業という機会をつくる

　歯科医院の開業はたいへんに厳しいものとなっている。その中で承継による開業により、よい医院を引き継ぐことができれば、開業を志向する歯科医師にとってたいへん魅力あるものになる。後進のためにもよい医院をつくることで、双方にとって、さらに患者にとっての「三方善し」を実現する。また承継を目指して医院経営を改善し続ける医院が多くなることは、歯科医療の需要を創造し、将来の社会保障費削減の時にあっても歯科医院づくりになることと考えられる。

4. 受け手にとってよい医院とは何か

　受け手にとってよい医院とはどのような医院か考えてみる。様々な点が考えられるが、最も重要な点として「来院者が多い」ということである。また、従業員が育成されているということも重要な点である。では来院者が多い医院ということをもう少し踏み込んで考えてみる。

　あくまでも一例だが、次のような医院を比較してみる。表２で説明する。

　もしこの条件だけで判断するとしたら、どの医院がよりよい医院といえるか考えてみる。どの医院を承継するかを考えるポイントが重要である。

　この表のＡ，Ｂ，Ｃ歯科医院は、同じく月平均レセプトが300枚だが、患者の構成内容がかなり異なっている。保険診療・自費診療の割合も異なる。また来院患者が新患なのかリピータ患者なのか、治療中の通院なのかも異なっている。

表 2　患者数による医院の比較

		A 歯科医院	B 歯科医院	C 歯科医院
	月平均レセプト枚数	300 枚	300 枚	300 枚
収入金額	月平均保険収入	360 万円	250 万円	450 万円
	月平均自費収入	100 万円	200 万円	30 万円
	合計	460 万円	450 万円	480 万円
患者内訳	新患	5%	10%	3%
	再初診	18%	30%	10%
	再診	77%	60%	87%
	リコール率	50%	70%	20%

　これらの情報から、各医院の特徴として、どのようなことが読み取れるか次に示してみる。この数字から見えてくるのは次のような特徴である。

　新患が最も多いのは B 歯科医院で、患者数のうち 1 割が新患である。なんらかのルートで（くちこみ、HP、飛び込、駅看板など）新患が来院している。また、来院患者のうち 3 割はリピータである。B 歯科医院はこの新患とリピータ患者が他の医院よりも多く、新患の集患力があり、ファンも多い歯科医院と判断することができる。

　さらに、B 歯科医院は自費割合も高く、リコールにより定期管理型歯科医院に移行していると思われ、この点でも承継したい医院であるといえる。

　次に A 歯科医院はどうだろう。B 歯科医院に対して、新患、リピータ患者の割合がいずれも低く患者数の伸びはあまり期待できないかもしれない。またリピータの割合も低いということは、どれだけファン患者がいるかどうかは疑問である。ただ、平均自費収入が月額 100 万円であり、デンタル IQ ともいわれている健康への意識の高い患者の多いことが期待される。

　さらに C 歯科医院はこの 3 件の中では、もっとも新患、リピータが少なく、保険診療中心で、リコール率も低いためこれからの患者数の伸びはあまり期待できないと思われる。

　このように、レセプト枚数やカルテ枚数だけでなく、患者分析をすることも重要なことだといえる。

5.　医院承継における受け手の留意点

　医院承継においては、譲り手、受け手のそれぞれが留意しなければならない点がいろいろある。まずは受け手の留意点について考えてみる。

(1)　従業員の就労条件等

　先代院長の従業員を引き継ぐ場合に、従来の就労条件や退職金をどうするのかという問題を、明確にしておく必要がある。従業員にとっては雇用条件が変わることが大きな問題である。先代院長のやり方に長年にわたってついてきて、それに慣れてきた従業員の場合、新院

長の方針や就労条件等に対して反発することも考えられる。

(2) 診療スタイルの違い

　医院承継による開業を選択する以上、自分が理想とする診療体制で、ゼロからスタートすることとは異なり、既存の患者を引き継ぐ形になるので、前院長の方針をある程度踏襲することが重要となる。その点では、診療スタイル、診療方針、治療技術等の似通った医院を承継することが円滑な承継を実現するといえる。

　かかりつけの来院者は、長年慣れ親しんだ先代院長の診療スタイルを信頼してきているため、新院長がどんなに優れた医療を提供しても、患者との信頼関係を築くまでには時間がかかる。まずは先代院長のやり方を引き継ぐことから始める必要がある。承継は、時間をかけて自分のスタイルに変えていく覚悟が必要である。

(3) カルテ等の引き継ぎは綿密に

　医院承継にあたり、後継医師を来院者へ紹介すること、連名での来院者への挨拶状を発送すること、来院者特性の引き継ぎやカルテの引き継ぎを行うことで、承継後の収入は安定することとなる。

　このように引き継ぎについて、先代院長の協力がどのように得られるかによって、承継の成否が大きく変わることになる。カルテをはじめとして、患者の特性などカルテに書かれていない患者情報も、できるだけ引き継ぐことである。

(4) 個人医院の遡及措置

　さらに、第三者間での個人診療所の売買では、保険医療機関指定申請の手続き上、保険診療のできる期間について、1か月間の空白ができるので、遡及措置によってその空白がないようにしなければならない。遡及措置を受けることが出来る条件については地域によって取り扱い方が異なっているので、確認しておくことが大切である（詳しくは173ページ参照）。

(5) 医院の実態を知る方法

　前院長の医院経営がどのようなものであったかを知ることは、今まで述べてきたようなリスクの対応になるといえる。また、前院長がどのような経営をしてきたかを知ることは、今後の経営を考える上でも参考になる。次ページのようなチェックリストで医院を広い観点から俯瞰し、評価することによって、経営を考える材料とすることもできる。(**表３**)

表3

A) 経営理念・診療方針	4点 ハイ	3点 どちらかといえばハイ	1点 どちらかといえばイイエ	0点 イイエ	合計
経営理念・診療方針が明確である					
経営理念・診療方針をスタッフと共有している					
達成目標をスタッフと共有している					
日々の目標が明確である					
月間目標が明確である					
年間目標が明確である					
合計点					

B) 来院者を管理する仕組み	4点 ハイ	3点 どちらかといえばハイ	1点 どちらかといえばイイエ	0点 イイエ	合計
リコール来院者を管理する仕組みがある					
新来院患者を管理する仕組みがある					
予約キャンセル者を管理する仕組みがある					
治療中断患者を管理する仕組みがある					
完治した患者を管理する仕組みがある					
紹介者を管理する仕組みがある					
合計点					

C) 来院者とのコミュニケーション	4点 ハイ	3点 どちらかといえばハイ	1点 どちらかといえばイイエ	0点 イイエ	合計
来院者を説明する仕組みがある					
治療方法についての十分な説明がある					
治療費についての十分な説明をしている					
十分な初診時カウンセリングをしている					
患者さんの意見を聞く仕組みがある					
ホームページがある					
来院者の満足度がわかる仕組みがある					
合計点					

D) 組織運営について	4点 ハイ	3点 どちらかといえばハイ	1点 どちらかといえばイイエ	0点 イイエ	合計
自由に言い合える雰囲気がある					
給与や賞与は、納得のいく内容である					
成果・努力が報われるような制度がある					
人事評価の結果を知らせる機会がある					
定期的に、充実したミーティングをしている					
毎日、朝礼をしている					
合計点					

E) 情報活用・研修活動	4点 ハイ	3点 どちらかといえばハイ	1点 どちらかといえばイイエ	0点 イイエ	合計
パソコン・システムを活用している					
自ら新技術・新商品の情報収集している					
デジタルカメラを使用している					
セミナーや研修会に積極的な参加している					
診療知識・情報収集に投資している					
インターネットを活用している					
合計点					

F) 予防志向等	4点 ハイ	3点 どちらかといえばハイ	1点 どちらかといえばイイエ	0点 イイエ	合計
感染予防対策を充分に行っている					
定期検診に力を入れている					
予防歯科に力を入れている					
子どもの歯を守ることに力を入れている					
地域貢献のための啓蒙活動等行っている					
在宅・訪問診療に力を入れている					
合計点					

スタッフとのコミュニケーション	4点 ハイ	3点 どちらかといえばハイ	1点 どちらかといえばイイエ	0点 イイエ	合計
スタッフとの人間関係がよい					
チームワークが充分に発揮されている					
スタッフから信頼されている					
現在の立地条件に満足している					
スタッフには改善意欲がある					
現在の診療設備に満足している					
達成目標が明確である					
合計点					

出所：蔵滿正樹、角田祥子、隈部修一、老沼護　日本歯科医療管理学会投稿論文／報告・資料「歯科医院経営における経営管理姿勢と経営状態、満足度との関連に関する調査結果」2008年5月7日　An Economical Situation and Satisfaction at Dental Clinics in Japan　A Survey on Relations of Dentist's Attitude for Dental Office Management

(6) のれん代等のシミュレーション

　患者数が多いなど、繁盛している歯科医院承継の物件では、営業権の買取り価額が高額になることがある。あまりに買取り価額が高いと、収益の上がる物件であっても、承継後の採算がマイナスになることも考えられる。

　医院承継を検討する際は、投資と収益が見合うかについて吟味することが必要であるし、旧院長が上げていた収益を維持する実力が、受け手に備わっているかどうかを見極めることも重要である。

6. 医院承継における受け手のリスク対応

　では、先の留意点を踏まえて、受け手はどのような点に気をつけ、リスクを回避すればよいのだろうか。メリットの裏側にはデメリットも必ず存在するから、慎重にチェックしていく必要がある。

(1) 売却理由は明確か？

　医院を売却する理由はいくつかある。たとえば、前院長の急死、急病、高齢によるリタイアの場合は理由が明確だが、病気でもないし年齢的にみても、診療が困難とは思えないような案件の場合は、隠された売却理由がある場合がある。

　それが前述のように、患者や従業員に問題があったり、歯科医院の評判が極端に悪いような場合には、マイナス要因の大きさについて検討しておく必要がある。これらについては一定期間勤務することで、ある程度情報を得ることが可能になると思われる。

(2) 売却価額は適正か？

　売却価額には、いわゆるのれん代という営業権や土地・建物代、医療機器、内装一式、医薬品代などが含まれる。以前は、営業権は診療報酬の1か月から3か月程度と言われたこともあるが、この営業権を含む売却価額をどのように評価するかが重要なポイントとなる。

　さらに、売り手にとって売却価額が適正であっても、買い手にとってその価格で採算が成り立つかどうか、買い手側における事業計画策定を欠かすことはできない。つまり、採算がとれて、医院経営をうまくやっていけるかの検討する必要がある。このように医院の評価は多面的な観点を必要とする。その評価が絶対であることはありえない。また売買は心情的なものを付加することも重要なことである。承継に係わるアドバイザーは評価によって算出された金額を絶対的な金額と捉えず、あくまで交渉のたたき台ととらえることが成功のポイントとなる。

(3) 売却価格の設定は個別に行うのか？

　売却についての価格設定は、個別の資産に応じて価格を設定することが重要である。

　たとえば当初、建物・土地4,000万、医療機器・備品1,000万、のれん代1,500万という算定がなされた場合で、売却代金を「土地建物備品一式6,500万」というようなどんぶり勘定的に設定したときに、当初想定していたように使用できない医療機器があったとしても、医療機器は具体的に示されていないのであるから、問題にしようがないという事態に至ってしまうこともある。

(4) 潜在リスク、簿外債務

　患者や従業員の中に、トラブルメーカーやクレーマーがいると、前院長が行った治療についてのクレームが、新院長に降りかかってくる場合がある。また、譲り手が多重債務等により、債権者に追われているようなケースもある。いずれも、新院長に法的には責任はないとしても、トラブル対応に苦慮する事態も生じてくる。先代院長が行った自費治療に係る医療訴訟リスクの評価とその対応も留意点の一つに挙げられる。

7. 医院承継における譲り手の留意点

　医院承継では「こんなはずではなかった」という予期せぬことが、譲り手にも起こる場合がある。そこで、譲り手からみた留意点についても、チェックする必要がある。

(1) 受け手の実力不足のケース

　受け手歯科医師の経験不足、技術力の不足、人柄の問題などによる経営不振で、診療所を賃貸している場合に家賃が滞ったり、極端な場合は収支悪化により歯科医院が継続困難に陥ることもありえる。そのような場合、譲り手院長に大きな影響が生じる。また、引き継ぐ院長の診療方針が先代と極端に異なる場合に、譲り手がリタイアしていても、近所の元患者などから、クレームや苦言を呈せられて、おちおちリタイアしていることができない状況になることさえある。

　このように、診療所を譲る場合、引き継ぐ歯科医師に医院経営に必要な能力と経験はあるのか、人柄はどうかといった見極めが必要となる。

(2) 受け手の資金力不足のケース

　診療所を譲る場合には、十分に相手の資金調達能力を確認しておかないと、資金力のない候補者を選択したために、交渉の土壇場でキャンセルされるといったとんでもない結果となることもある。

　また、繁盛医院で本来であれば、相応の営業権の対価が支払われるはずなのに、受け手の資金力が弱いために一括払いの約束が反故にされ、やむなく分割払いに応じざるをえないといったことや、値下げせざるを得ないといったことが起こることにも注意が必要である。

(3)　従業員の引き継ぎ

　医院を承継する場合に気をつけなければならないことは、長年勤めた従業員の処遇である。従来の従業員は患者の特性を熟知しており、医院のシステムにも慣れているので、新院長にとっても引き続き雇用するメリットは大きいと考えられる。

　しかし、新院長と従業員の話し合いがうまくいかず、従業員は一切引き継がないという結果になることがある。当然だが、譲り手の考えだけで従業員の処遇が決まるわけではないからである。受け手の問題でもあり、従業員の問題でもある。三者の間で十分なコミュニケーションが必要な点である。

8.　医院承継における譲り手のリスク対応

　では、前述のような問題を始め、リスクやトラブルを少なくするために、譲り手はどのような点に気をつけ、対応していけばよいのか考えてみる。

(1)　売却価額の決め方、家賃の設定

　譲り手としては当然、土地・建物や営業権を1円でも高く売りたいし、高い家賃で借りてほしいと考えている。しかし、受け手にとっても、採算がとれなければ承継するわけにはいかないのは当然のことである。

　譲り手があまり欲ばりすぎると、買い手が決まらないという羽目に陥ってしまう場合がある。「我良し、相手良し、従業員良し」という考え方が、とくに医院承継の場合には必要である。

(2)　受け手の資金力、経営能力

　売却する場合、受け手にそれなりの資金力がなければ話が進まないケースがある。

　受け手に資金力がなかったため、売却代金を分割にし、さらにその買い手に経営能力がなかったため、収益が上がらず、その分割代金すら回収できないようなケースもある。

　買い手が、売却代金や家賃を安定的に支払うに足りうる経営能力があるかどうかを契約までに見極めることも、重要な要素になる。

(3)　売却代金にかかる税金

　土地や建物を売却する場合は分離課税の譲渡所得となり、営業権の譲渡については総合課

税の譲渡所得とする説と、雑所得とする説がある。過去の裁決などではすべて雑所得として課税されているのが実情である。また、売却する個人が消費税の課税事業者である場合、売却代金に消費税が課税され、結果として所得税・住民税・消費税の合計が多額になる場合がある（表4）。

(4) 個人情報の問題

　個人情報の保護が厳しく要求される時代になってきている。そのため、承継時の患者カルテ、住所録、レセプト控などの扱いについて注意が必要である。

表4

	土地建物	医療機械等	営業権	合計
売買代金	5,000万円 （内建物2,000万円）	1,000万円	2,000万円	8,000万円
原価（簿価）	1,000万円	100万円	0	1,100万円
利益	4,000万円	900万円	2,000万円	6,900万円
所得税等・住民税	813万円	252万円	1,119万円	2,183万円
消費税等	200万円	100万円	200万円	500万円
合計	1,013万円	352万円	1,319万円	2,683万円

※土地建物保有期間30年、医療機器10年以上、営業権を雑所得とした場合、
消費税は原則課税方式、所得税は最高税率を適用し、復興特別所得税を含む

　医療法人の承継の場合、カルテ、住所録、レセプトなどは医療法人の所有する情報なので、理事長が変わっても、情報は医療法人で使用されることに変わりなく、とくに個人情報保護の観点からの問題はないと考えている。

　しかしながら、個人医院の場合、新しい歯科医院が、旧歯科医院から情報を引き継ぐことになるので、引継ぎにあたっては患者の了解が必要になってくる。通院中の患者には直接了解をとることができるが、その他多くの患者への挨拶状ではその旨を知らせることが必要である。

(5) ビルオーナーへの了解

　テナント医院の場合は、事業承継により第三者へ医院を譲ることについてビルのオーナーの了解が必要である。ビルオーナーによっては借主が変わる機会をとらえて、家賃値上げ等の条件の変更を迫ってくる場合もある。逆に昨今の状況下においては家賃の値下げ交渉機会となる場合もある。いずれにしてもいかにスムーズに家主の了解を得ることができるか。ということが大前提である。

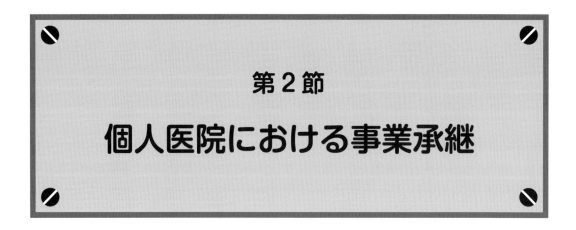

第 2 節

個人医院における事業承継

1. 個人医院の「承継」とは

個人歯科医院が事業を承継しようとする場合、親子間であっても、第三者間であっても手続き上、そのまま受け継ぐという「承継」という方法はないのである。

事実上は、事業の承継であっても、個人医院の場合、ひとつの医院が廃業して、新しい医院ができるという手続きをとるしかない。なぜなら歯科医院は「歯科医師」という個人に与えられた資格で行っている事業であるからである。

2. 個人医院の承継のための届出等

前述のように、個人医院には「承継」という方法はないのである。したがって、医業の承継にあたっては、承継される人が「廃業」の手続きを、承継する人が「開業」の手続きをそ

表5 旧院長の手続き

保健所へ	①診療所廃止届……廃止後10日以内
	②診療用エックス線装置廃止届……10日以内
	③医師・歯科医師免許の籍登録抹消申請書……死亡後30日以内 （以下、死亡の場合）
	④開設者死亡届……10日以内
	⑤麻薬施用者業務廃止届……15日以内
	⑥麻薬所有届……15日以内
各地域厚生局へ	①保険医療機関廃止届
税務署へ	①個人事業の開廃業等届出書……廃止後1か月以内
	②事業廃止届出書 （死亡の場合 →個人事業者の死亡届出書）
	③給与支払事務所等の廃止届出書……廃止後1か月以内

表6　　新院長の手続き

保健所へ	①診療所開設届……開設後10日以内
	②診療用エックス線装置備付届……10日以内
	③麻薬施用（管理）者免許申請
地域厚生局へ	①保険医療機関指定申請書（毎月1回、都道府県単位で書類の審査が行われる。 開業日の前月には、書類を提出しておく必要があるが、各都道府県単位で毎月の審査の受付締切日が決まっているので、注意が必要） ②保険医療機関遡及願
税務署へ	①個人事業の開廃業等届出書……開業後1か月以内
	②青色申告承認申請書 ・原　則→青色申告をする年の3/15まで ・その他→1月16日以後事業を開始した場合、開始日から2か月以内
	③青色専従者給与に関する届出書 ・原　則→青色専従者の給与として支給していく年の3/15まで ・その他→1月16日以後事業を開始した場合、開始日から2か月以内

れぞれ行うことになる。これは、親子承継であっても、第三者承継であっても同じである。具体的には「廃業」「開業」に関して（表5、表6）のような手続きが必要である。

「遡及願い」の提出

　事業の承継者は、保険医療機関指定申請書を地域厚生局に提出する際に、次ページのような「遡及願い」もあわせて提出する必要がある。

　診療所の開設から、保険医療機関指定申請まで1か月の期間が必要になり、個人医院の承継の場合、通常1か月の休業期間ができてしまうが、この「遡及願い」が認められれば翌月を待つことなく、診療所の開設時に遡って保険診療をすることができる。つまり、継続して診療をすることができ、承継をスムーズにすることができる。

　この遡及指定が認められるのは、次のような場合とされている。

①　至近距離の場所に移転（改築等による仮診療所へ）

②　親子承継

③　勤務医承継（引継期間を求められる場合もある）

④　個人から法人（法人から個人）への組織変更

【参考】遡及願いの記入例

遡　及　願

当医院は、平成　年　月　日付けで（大阪市北区梅田　丁目　番　号）の○○医院
（開設者○○　○○）を廃止し、平成　年　月　日付けで同場所にて、新たに長男
である○○　○○が開設者として○○医院を開設しました。

新旧医院は、従来の患者を引き続き診療しておりますので、開設年月日である平成
　年　月　日　に遡及して保険指定をしていただきたくお願いいたします。

平成　　年　　月　　日

近畿厚生局　　殿

医 療 機 関 名 称

所 在 地

電話番号

開 設 者 氏 名　　　　　　　　　　　印

3. 個人医院承継のためのその他の手続き

事業承継にあたっては、次のような手続きが必要である。

(1) 譲り手に必要なその他の手続き

①小規模企業共済の申請

事業主退職金制度（小規模企業共済）に加入している場合、事業を譲るときには、相手が第三者であっても、子供であっても廃業となり、退職金（共済金）を請求することができる。現在35歳の人が、65歳で引退するとして、掛け金7万円の場合、約3,043万円が共済金として支給されることになる。これは金利に置き換えると毎年1.2%の預金金利で定期預金に預けていることと同様の結果である。

小規模企業共済の掛金は所得控除として所得から差し引かれる。また、共済金を一括で受け取る時は「退職所得」扱いとなり税務上優遇されている。

(2) 受け手に必要なその他の手続き

事業承継を行う際によく課題になるのが、リース物件の名義変更や自動車ローンなどの契約人変更、名義変更についてである。

②リース契約

リース契約は所有権がリース会社にあるため、移転するときは、リース会社の了解が必要となる。

リース契約は代表者が個人保証しているケースが多く、時には第三者保証をしているケースもある。特に設備や什器などの高額物件で残リース金額が大きいリース物件を譲渡する場合は、契約人変更や連帯保証人変更が可能かどうかをリース会社に事前に確認しておく必要がある。

③自動車ローンの名義変更について

訪問診療用の車の自動車ローンなどでローンが完済していない場合はあるが、この場合は名義変更が出来ないことが多いため注意が必要である。契約人変更や名義変更が出来ない場合は、下記の方法によるしかないと考えている。

1. 残債を一括で支払った後に移転する。

2. 契約者の変更をしないで、受け手に実費請求する。

なお、2. の方法はあまりお薦めできないが、金額が大きくない場合などで行われる場合がある。

4. 土地・建物の承継方法とそのポイント

前院長が所有するクリニックの土地・建物は、新院長に「売却」するか「賃貸借」することになる。売却なら売却金額を始めとする売却条件の検討、賃貸借なら賃料を始めとする賃貸借条件を検討しなければならない場合がある。

売却か賃貸については次の3つの方法が考えられ、それぞれの方法ごとの特徴は次のとおりである。

①土地・建物ともに売却するケース……新院長に多額の資金が必要になる。

②建物を売却し、土地は賃貸するケース……新院長は建物の買取りの資金を準備すればよく、資金を抑えることができる。

建物の所有を前提とした借地契約は、借地借家法の規定により期間が30年以上とされ、期間満了の場合でも、借地上に建物がある場合には更新できるとされている。医院用借地契約では、契約当事者間において、契約期間終了後、更新を行わない『定期借地権』の契約を利用したものが多いようである。借地権と定期借地権はおおむね**表7**の内容である。

表7　借地借家法による借地権の概要

種　類		存続期間	契約方法	借地関係の終了	契約終了時の建物
定期借地権	事業用定期借地権等	10年以上50年未満（注）	公正証書による設定契約をする①契約の更新をしない②建物再築による期間の延長をしない③建物の買取請求をしないという3つの特約を定める	期間満了による	原則として借地人は建物を取り壊して土地を返還する
	建物譲渡特約付借地権	30年以上	30年以上経過した時点で、建物を相当の対価で地主に譲渡することを特約する。買取請求権の保全は仮登記をすることで行われるため、あえて書面でする必要は無い(ただ契約書を作成しておくに越したことは無い)	建物譲渡による	①建物は地主が買い取る②建物は収去せず土地を返還する③借地人または借家人は継続して借家として使うこともできる
	一般定期借地権	50年以上	公正証書等（必ずしも公正証書である必要は無いが、公正証書の方が確実）が必要	期間満了による	原則として借地人は建物を取り壊して土地を返還する
普通借地権		30年以上	規定無し	①法定更新される②更新を拒否するには正当事由が必要	①建物買取請求権がある②買取請求権が行使されれば建物はそのままで土地を明け渡す。借家関係は継続される

（注）平成23年12月31日現在

③土地建物を賃貸するケース……土地建物ともに賃貸借する場合は、新院長の取得の資金をさらに抑えることができる点が新院長にとってのメリットとなる。また、前院長にとっては、家賃収入が毎年の安定収益となるメリットがある。この場合の賃料の設定については近隣の相場等を参考にして決定する。

5. 医療機器等の承継方法とそのポイント

医療機器の承継についても土地、建物と同様、「売買」「賃貸」が考えられる。

①「売買」するケース

医療機器を売買する場合の売買価格は再調達価格から減価分を差し引いて評価することとなる。

譲り手：売却益は、課税上は総合譲渡による譲渡所得とされる。

受け手：買い手は個々の減価償却について中古資産の耐用年数を算出することとなる。

②「賃貸」の場合

医療機器を賃貸するという方法はあまり一般的ではないが、医療機器が高額で、購入が困

難なときに受け手には有効な方法である。賃料は、標準的なリース契約の料率を用いて計算することが適切である。

6. 売却時の消費税

建物や医療機器を売却した場合の消費税について、前院長が消費税の課税事業者である場合は、売却金額がその年の課税売上に上乗せされ、消費税が多大になることを考慮する必要がある。

これを回避するためには、たとえば、初めは建物等を賃貸で契約し、売却の時期を2年経過後にずらすことで、前院長の基準期間の課税売上を1,000万円以内に抑えることができれば、売却時には消費税の免税事業者となるため譲渡収入に消費税が課税されないことになる。このように建物、医療機器等の高額なものを譲渡する際には、消費税対策も考えて計画をたてることが重要である。

7. 従業員の承継と退職金

(1) 従業員の承継

これまで働いてきた従業員を継続雇用するのか、新しい従業員を採用するのか、承継にあたっては大きな課題である。長年勤めてくれた従業員や、教育された従業員は、患者の特性を熟知している点や、患者との信頼関係ができている点等は、新院長にとっても、引き続き雇用する意味は大きいと思われる。

しかし、新院長の考え方が前院長と変われば、従業員から反発があったり、経営に混乱が生じる恐れもある。新院長は従業員と十分なコミュニケーションをとることが大切である。そのようなコミュニケーションが取れた場合でも、診療時間や就労条件が合わず、退職に至る場合もある。

(2) 退職金の考え方

継続して雇用する場合でも、個人医院の場合は、前院長がいったん退職金を支払うことが一般的である。ただし、次のような考え方もある。

①前院長が退職金を一旦支払う……前院長の医院を退職して、新院長のもとで再就職する。

②新院長が、承継前の期間も勤務年数に含めてスタッフが実際に退職したときに退職金を支払う

……この場合、前院長時代の未払退職金を新院長が負債として承継する。

従業員にとっては同じ医院に勤務していて、途中で退職金が支給されるより、実際に退職した際に退職金が支給される方を望む場合が多い。なぜなら、前医院の勤務期間が通算されるたほうが、退職金の計算方法が有利になることが多いからである。

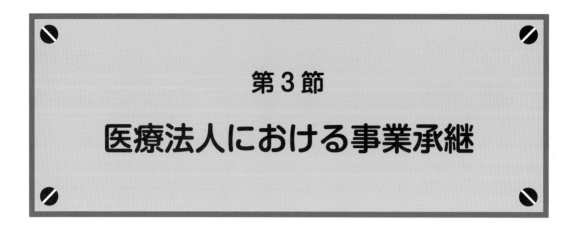

第3節

医療法人における事業承継

1. 新しい医療法人とは？

(1) 医療法人制度の改正

　平成19年4月の第5次医療法改正により、新たに設立される社団医療法人はそれまでの出資持分のある社団医療法人から、出資持分のない医療法人に限られている。

　出資持分のある社団医療法人は、出資者に財産権（退社時の払い戻し請求権と解散時の残余財産分配請求権）が認められていた経緯がある。

　しかしこの医療法人は社員の退社時や解散時にまとめて余剰金の払い戻しをすることによって事実上の配当を行っているとの視点から、医療法改正後はこの設立を認めないことに改められた。つまりこの改正により医療法人に「持分＝財産」の概念がなくなり、出資者に財産権が認められないこととなり、社団法人で新規設立が認められるのは「持分の定めのない社団医療法人」だけとなった。

(2) 基金拠出型法人

　持分の定めのない社団医療法人は選択により「基金」制度を採ることができるようになっている。「基金」とは社団医療法人で持分の定めのないものに拠出された金銭その他の財産であって、医療法人が拠出者に対して、定款で定めるところに従い返還義務を負うものである。金銭以外の財産を基金として拠出した場合の返還義務は、拠出時のその財産に相当する金銭での返還義務が生じることになる。

(3) 持分の定めのない医療法人への移行

　第5次医療法改正により、従来の「持分の定めのある医療法人」は「経過措置型医療法人」とされ、当分の間、存続が認められることになり、持分の定めのない医療法人へ強制移行させられることはない取り扱いとなっている。持分の定めのない医療法人への移行はあくまで

自主移行とされている。

　基金は出資金と異なり債権であるため、医療法人の財産が利益の蓄積により増加したとしても、基金の価値は増加しない。つまり多額に内部留保を有する医療法人が持分のない医療法人へ移行したならば、相続税対策としては大きな効果を生むことになる。では、今後、持分のない医療法人へと移行する医療法人が増えていくのだろうか。

　結論から言うと、そのような医療法人は少ないと思われる。なぜなら、その移行において出資持分を出資持分のない医療法人に贈与したと認定され、贈与税が課されてしまうからである。

　贈与税が課されないためには、贈与税の「負担が不当に減少」していないとされる場合に限る（相続税法66条4項）が、その要件は**表8**のような極めて厳しい要件となっている。

　今後も経過措置型医療法人はそのまま継続していくことを前提に事業承継対策を検討することが多いと考えられる。

表8　持分の放棄が非課税となるための要件（相続税法施行令33条3項）

(1)	①その組織運営が適正であること（※参照）。 ②定款で役員等のうち、親族・特殊関係者の割合を3分の1以下とする定めがあること。
(2)	法人に財産を贈与した者や法人の設立者、役員等に対し、財産の運用や事業の運営について、特別の利益を与えないこと。
(3)	定款で解散時の残余財産が、国・地方公共団体・公益法人等に帰属する旨の定めがあること。
(4)	当該法人に、法令違反や帳簿上の仮装・隠蔽、公益に反する事実がないこと。

※組織運営が適正であることの条件

1. 定款等で次の事項が定められていること。 　・役員の定数は理事6名、監事2名以上などの選任の規定 　・総会・役員会等の運営・議事等の規定 　・役員等への給与はその地位についてのみで支給しないこと　ほか
2. 上記規定に基づき事業の運営、役員の選任等が適切に行われていること。

2. 事業承継における医療法人と個人の違い

　個人医院での事業承継は、前院長が事業を廃止し、新院長が新たに事業を開始するという、両方の手続が必要ということになる。

　一方、医療法人の事業承継はそうした手続はほとんど不要である。手続的には社員総会や理事会等での決議を経て、「理事長の交代」を行うだけで医療法人を引き継ぐことができる。保健所に対する届出も、また各地域厚生局への届出も不要である。

　医院の土地・建物が医療法人のものであれば、事業承継による土地・建物の名義変更の必要もない扱いである。従業員の退職手続きや雇用手続きも一切ない扱いである。

　個人医院ではひとつひとつの財産について、承継が行われることになり、従業員も前医院

をいったん退職してあたらしい院長のもとで就職することになるが、医療法人では法人がそのまま存続しているため、それらのことも不要である。

　また、個人医院では、院長が死亡した場合、院長が所有していたすべての事業用資産は相続財産の対象になる。ところが、医療法人の場合には、医院の土地・建物および医療機器が医療法人の所有になっている場合、出資金を所有すれば各財産について相続が発生するわけではないため、個人医院に比べて、安定的に事業承継が行われることになる。以下、持分の定めのある医療法人について考えてみる。

3.　財産権と議決権の引き継ぎ

　医療法人の財産権を引き継ぐためには出資持分を引き継ぐことが必要である。

　さらに医療法人の議決権を引き継ぐには、出資持分の承継とともに、社員総会の構成員である「社員」の立場も承継する必要がある。

　医療法人には、医療法人の最高意思決定機関である社員総会があり、社員総会で議決権を有する者を社員といい、原則3人以上の社員が必要とされている。医療法人は、必ずしも「出資者」＝「社員」という関係にはならず、財産を出資していない者であっても、社員総会の承認があれば社員に就任することができる。つまり、財産権と議決権は別々に引き継ぐことができるのが特徴である。

　さらに、医療法人が株式会社と異なるのは、株式会社の場合は持分に応じて議決権があるが、医療法人の場合は出資持分の割合にかかわらず、社員1人につき1票の議決権があるということが、医療法で規定されている点である。

　言い換えると、出資持分に応じて財産権はあるが、だからといって議決権が多いことにはならないということである。

　たとえば、理事長が70％の出資を持ち、妻、妻の父、妻の母がそれぞれ10％の出資を持っているとする。株式会社なら、過半数を所有していれば経営に必要な権利が維持されるわけだが、医療法人の場合、理事長は1名として1票の議決権しかないということになる。つまり、たとえば「医療法人の売買」というような重要なことは社員総会で決定しなければならず、たとえ理事長が70％の出資持分を持っていたとしても、理事長以外の社員の3名が反対すれば、決定ができないということになってしまうのである。

4.　「出資持分の譲渡」方式

　医療法人の出資持分の移転の方法としては、「出資持分の譲渡」、と「出資持分の払い戻し」という二つの方法がある。

「出資持分の譲渡」とは、出資者の有する出資持分を、新しい出資者に譲渡することによって、医療法人の所有権を移転する方法で、次のようなステップが必要である。

①社員総会での決議

出資持分の譲渡を行うために、行政手続の必要は何もない扱いである。個人医院のような煩わしいことは何もないが、一方医療法人の場合次のような手続きが必要である。

出資持分の譲渡を行う場合には、まず買い手が入社し、医療法人の社員に就任することが望ましいとされている。社員間における医療法人の出資持分の譲渡は定款に反しない限り許されるという判例が示されているからである（浦和地裁昭和52年（ワ）第879号昭和57年6月28日判決）。また、法人の社員に就任するためには、社員総会の承認が必要とされる。社員総会の承認は社員の過半数の同意が必要である。

②譲渡契約の締結

売り手と買い手の間で出資持分の譲渡にかかる契約を締結する。

③役員の交代

次に、社員総会の決議を経て、医療法人の役員を買い手のメンバーに変更する。

役員の変更が行われた場合には、役員変更届を作成し、新たに就任した役員の就任承諾書および履歴書等を添付して、遅滞なく都道府県知事に届け出る必要がある。

④売り手社員の退社

譲渡契約が締結されたら、売り手社員の退社の手続をする。

社員の退社は、定款の規定に従って行われるが、モデル定款によれば理事長の同意を得て、退社の手続きを行うことになる。

5. 「出資持分の払い戻し」方式

(1) 出資持分の払い戻し方式とは

出資持分の払い戻し方式とは、売り手である社員が退社し、払い戻しを受けた後、買い手が新たに医療法人に出資すると同時に入社する方法である。

出資持分の譲渡の場合、買い手があらかじめ社員に就任する必要があるが、出資持分の払い戻し方式の場合には、社員の入れ換えであるから、あらかじめ社員に就任する必要がない扱いである。

売り手は払い戻し方式の場合、医療法人を退社することに伴って医療法人から出資持分に応じた払い戻しを受けることができ、この払戻金額が出資持分の譲渡対価となる。

(2) 持分の払い戻し方式に必要な手続

①譲渡契約の締結

　入社・退社に先だって、医療法人の譲渡契約の締結を行う。一般的に、この譲渡契約は売り手の退社、買い手の入社を保証するものとなる。

②売り手の退社

　社員の退社は定款の規定に従って行われる。モデル定款によれば、理事長の同意を得て、退社の手続きを行うことになる。

③買い手の入社

　医療法人の社員に就任するには、社員総会の承認が必要とされる。

④役員の交代

　医療法人の役員を買い手メンバーに変更する。

　役員変更が行われた場合には、役員変更届を作成し、新たに就任した役員の就任承諾書および履歴書を添付して、遅滞なく都道府県知事に届け出る必要がある。

6. 出資持分譲渡方式の場合の課税

　（図２）は、医療法人の財産・負債の内容を現した貸借対照表である。

　資産が１億５千万円、負債が７千万円、差し引き正味資産が８千万円という医療法人のケースである。

資産の部	金額	負債・資本の部	金額
資産の時価	1.5億円	負債合計	7千万円
		正味資産	8千万円
合計	1.5億円	合計	1.5億円

図２

　仮に営業権が1,000万円、譲渡金額が8,000万円＋1,000万円＝9,000万円、正味資産のうち出資金が1,000万円の場合、譲渡する側の所得は9,000万円から1,000万円を引いて8,000万円になる。

　株式を譲渡した場合の所得に対しては、金額いかんにかかわらず、一律に20％（所得税15％、住民税5％）とされているため、税額は1,600万円となる。

7. 持分払い戻し方式の場合の課税

　払い戻し方式により承継が行われた場合には、売り手は医療法人を退社する際に出資持分に応じた払い戻しを医療法人から受けることになる。その払い戻しの金額に対しては、配当

所得として課税されることになる。

先ほどと同じ医療法人の貸借対照表で持分の払い戻しの場合の税金を考えてみる。

（図2）のように、出資金1,000万円を超える7,000万円が配当として課税される。配当所得以外の課税所得が1,000万円以上、住民税の配当控除1.4%とすると以下の算出により税額は3,052万円となる。

$$所得税　7,000万円 \times 40\% - 7,000万 \times 5\% ＝ 2,450万円$$

$$住民税　7,000万円 \times 10\% - 7,000万 \times 1.4\% ＝ 602万円$$

出資持分譲渡方式と比較すると、持分譲渡のほうが圧倒的に有利になる。

このようにほとんどの場合、出資持分譲渡のほうが有利であるといえるが、いずれが有利であるかは個別の検討が必要となってくる。また出資持分譲渡方式と払い戻し方式の組み合わせによる持分の移転も検討することができる。

8. 役員退職金の活用

(1) 売り手にとってのメリット

譲渡代金を出資持分の譲渡方式によるか、払い戻し方式によるかは、個別事情によるが、譲渡代金の支払いに代えて役員退職金を上乗せすることもできる。

(2) 過大な役員退職給与の損金不算入

役員退職金について、法人税法では、過大役員退職金の規定が存在し、一般的な常識を超えた過大な退職金については、その超える分が損金不算入とされる。

過大役員退職金がどの程度であるかの判断については、

①その役員が法人の業務に従事していた期間
②退職の事情
③その法人と同種の事業を営む法人でその事業規模が類似するものの役員に対する退職給与の支給の状況

等に照らし、相当であると認められる金額が基準となり、その額を超える部分の金額は、損金不算入とされ、否認された過大退職金相当額について、法人税が課税される。

(3) 退職金の決議

退職金の支給は、医療法人にとって重要な事項であるため、社員総会で決議しなければならない扱いである。また「役員退職慰労金規定」を作成しておくことも重要である。

（4）役員退職金の算出方法

　一般的には、退任時の最終月額報酬に役員在任年数と功績倍率を乗じる功績倍率法が採用されている。役員退職金を巡る裁判例では3倍前後とされたものが多くあるが、最も基準とされる裁判は昭和55年5月26日の東京地裁判決といわれる以下の方法がある

　①最終月額報酬×役員在任年数×功績倍率

　②最終月額報酬×役員在任年数別功績倍率

　③最終月額報酬×役員在任年数×功績倍率＋功労加算金

　④最終月額報酬×役員在任年数×功績倍率＋功労加算金＋特別功労金

　⑤1年あたり平均法

　このうち⑤は最終月額報酬を使用しない方法であるが、「最終月額が役員の在任期間を通じての会社に対する功績を適正に反映したものでない場合…特段の事情がある場合には、最終月額を基礎とする功績倍率を用いて算定する方法は妥当ではなく、最終報酬月額を計算の基礎としない1年あたりの退職給与の額によって算定するのがより合理的な方法と認められる。」とする国税不服審判所の採決事例（昭和61年9月1日採決）がある。

9.　医療法人で親子間承継する場合の留意点

　医療法人を親子間承継しようとする場合は、相続が始まる以前に、後継者に出資持分の集中と、社員・理事（長）への就任を行っておくことが肝要である。

　なぜなら、前述のように、出資者である社員は退社する際には、出資額に応じた持分の払い戻しを請求することができ、これらの権利が後継者以外の親族により無条件に行使されると、医療法人の運営面だけでなく、財務面からも大きな痛手になるからである。つまり、利益の内部留保が大きい医療法人になると、払戻請求権の行使により、医院経営が危うくなるほどの資金が必要になる場合があり、相続開始までにはこのようなことが起こらないようにしておかなければならないということである。

　また、診療所の不動産で医療法人の所有でないものは、あわせて後継者へ所有権を移転しておくことも大切である。

第4節

歯科医院の評価方法

　評価対象となる歯科医院は同じものが世の中に２つと無いものであり、人材（ひと）・技術（もの）・設備（かね）が有機一体となってあわさる事で日々価値を生み出している。

　同じような歯科医院であっても、成長していくものもあれば衰退していくものもある。それは土地などと違い、医業が企業と同様、人の人生に例えられる所以であり、歯科医院の企業価値が変動するという事の証でもあるといえる。

　即ち歯科医業評価は形の見えないこうした価値を評価するものであるところから、ひとつの考え方・絶対的な評価は存在しないといえる。

　つまり、歯科医業評価額が即ち当該歯科医院の画一的な値段では決して無いということも心得ておく必要がある。しかしながら一方で、歯科医院評価は、第三者承継における売買価格を決定する基礎となる最も重要なステップの一つでもある。相手方に対して自医院の要求金額をきちんと提示できるよう、その裏付けをしっかり整えておくことで、交渉を円滑に進める事が可能となるのである。

　なんらかの方法によって納得性ある価格が計算され、その金額を多面的に検証し、その上で、合意形成を図っていくことになる。

　ではどのような方法で歯科医院の価値を評価すればよいだろう。

　企業の価値を評価する方法は次の３つの方法に大別される。

1.　企業の有する純資産から価値を導き出す方式（純資産方式）
2.　企業の収益力から価値を評価する方式（収益方式）
3.　評価対象企業と類似する企業とを比較勘案する方式（比準方式）

　それでは上記の中から代表的なものについて簡単に解説をし、それらを如何に歯科医院の評価につなげていくかを考えてみる。

1. 純資産方式 ── 企業の有する純資産から価値を導き出す方式

　純資産法は古くから企業価値を評価する方法として用いられている方法であり、清算価値とも呼ばれることがある。

　企業に存在する資産および債務を全て時価で評価していった場合の差引純資産をもって企業価値と見る方法である。

　純資産法には、他に会社の帳簿価格を計上する「簿価純資産法」があるが、両者の違いは、資産の価額として何を用いるかである。

　純資産法は企業の清算価値、即ち資産の売却価値である為、時価の方が、簿価よりも現実に近いものとなる。しかし、一口に時価といった場合に、例えば土地・建物の市場価値が時代と共に大きく変動するのは当然の事として、それが買い手側において、その建物を従前通りの目的で、そのまま活用しようとする場合と、その建物を新たに建て替えようとする場合とでは価値（時価）が全く異なる。また、スタッフの過去の勤務期間に対応する退職金の応分負担も、現に存する債務として織り込むといった様な事も検討に加わる。

　純資産（価格）方式は税務当局が未公開株式の評価方法のひとつとして掲げている方法でもあり、その価格の構成要素を確認しやすい事もあり、実務では圧倒的に採用される方法となっている。

　ところが、純資産法は過去にどれだけの利益を生み出したのかという結果（成果）を評価したものであり、それは財産価値そのものであるが、企業の収益力については評価がなされていないという欠点がある。そこで、その企業の収益を生み出す力、即ちその組織の持つノウハウ、知識、データベースや技術力による収益力を営業権（暖簾代）として評価考慮する事で、この点を補填することになる。

　中小企業のM＆Aでは、時価純資産価額法に、この営業権を考慮した「企業価値＝時価純資産＋営業権」とするケースがほとんどといえる。

　この営業権を如何に評価するかについては、後述する。

2. DCF（ディスカウント・キャッシュフロー）方式 ── 企業の収益力から価値を評価する方式（収益方式）

　企業が今後産み出すキャッシュフローを延々と（未来永劫）見積もり、その各キャッシュフローを時間価値で割り戻したもの（ディスカウント・キャッシュフロー）を積み上げたものを、その企業価値として評価する方法がDCF法である。

　長年の研究開発の成果を武器とした研究開発型のベンチャー企業であったり、構築に多額の投資と膨大な時間を要するような独自のシステム・ノウハウ・ビジネスモデルを有し、今後長期にわたり多額の成果が見込まれる企業ではこうした評価方法が採用される事がある。

歯科医業についてこれを充てはめた場合、個性のある歯科医院であったとしてもビジネスモデルそのものは歯科医院という概念にくくられるものである。新規に事業を立ち上げた場合においても、開業時の収益力は別として、その後の収益力はその後の経営者が創り上げるものである。すなわち、評価の対象となる収益力は、開業後数年間という一定期間を見込むべき性格のものであって、承継後５年10年という長いスパンで収益をもたらすものとは言い難いといえる。そうした意味において、長期のキャッシュフローの積み上げ額を企業価値と評価するDCF法をそのまま歯科医院の企業評価として採用するのは適切とはいえないと考えている。

3. マルチプル法（比準方式）
── 評価対象企業と類似する企業とを比較勘案する方式

　比準方式には、類似会社比準方式、類似業種批准方式、マルチプル法等があるが、ここではマルチプル法を考えてみる。

　マルチプル法とは、類似した事業の上場企業が＜その純資産＞や＜その純利益＞といった財務数値の何倍で市場において評価されているのかを見て、その倍数を非上場企業に充てはめて価値を評価する方法である。

　評価のポイントとしては、如何にして対象事業に近い上場企業を見つけ出す事が出来るかということである。

　企業価値には、今の業績や資産状況に併せて、将来性やその業界のおかれた環境といった要素も絡んでくる。そこで企業価値を多面的に捉え、説得力あるものにするためのワンステップが「マルチプル法」といえる。

　マルチプル法では、企業価値は次の算式で求められる。

> **企業価値＝（評価対象会社の財務数値）×マルチプル（評価倍率）**

　マルチプル法の掛け算の相手方となる財務数値は企業価値との関連性が高い純資産（株価純資産倍率PBR）・利益（株価収益率PER）・営業キャッシュフロー（EV／EBITDA倍率）等が一般的に使われる。

　このマルチプル法を医業に充てはめる場合において、類似する歯科医院の譲渡について、第三者間での公正な取引事例があるならば、その取引を比較対象として価値評価することとなる。ただ、現実的にはそのような取引例を見出すことが困難なためにこのマルチプル法を適用するのは難しいといえる。

4. 評価方法の選択

　上記を見たときに各評価方法には一長一短はあるが、営業権の評価を加えたところの＜純資産評価法＞が歯科医院の評価方法として、一番適したものと考えられる。

　ただ、その他の評価方法については、その考え方を応用する事で、部分的に採用が可能な場面もあるかと思われる。

5. 営業権の評価について

　営業権の要素の中には人、技術、ネットワーク、顧客データ、ブランド、のれん、ノウハウ、ソフトウェアなど、さまざまなものがある。これらは形のない経営資源のようなものである。営業権の評価方法にも、コストアプローチ、マーケットアプローチ、インカムアプローチといったいくつかの考え方があるが、歯科医院の評価方法の中で採用可能と思われるインカムアプローチとしての超過収益法と年買法について、以下で考えてみる。

①超過収益法──税務でも採用されている方法

　この考え方に依っているといわれているのが、国税庁が出している相続税財産評価基本通達に出てくる営業権の評価である。

　超過収益法は、言葉の通り、評価対象が将来生み出す超過収益の現在価値合計を、営業権の価値とする方法で、具体的には、実際収益から期待収益を控除したものを超過収益とし、超過収益を資本還元率で除したものを営業権の価値とする方法である。

　この営業権の評価方法は、財産評価基本通達165において、以下の通り規定されている。

　営業権の価額＝超過利益金額×営業権の持続年数（原則として10年）に応ずる基準年利率による複利年金現価率

　超過利益金額＝平均利益金額×0.5 － 標準企業者報酬額 － 総資産価額×0.05

　平均利益金額＝課税時期の属する年の前年以前3年間（法人の場合、課税時期の直前期末以前3年間）における所得金額の年平均額。ただし、前年利益の金額を上限とする

　所得金額とは、法人の課税所得（個人の場合は事業所得）であり、繰越欠損金控除する前の金額

また、

平均利益金額の計算にあっては、以下の金額がいずれもなかったものとして計算調整する。

イ　非経常的な損益の額

ロ　借入金等に対する支払利子の額および社債発行差金の償却費の額

ハ　青色事業専従者給与額又は事業専従者控除額（法人にあっては、損金に算入された役
　　員給与の額）

標準企業者報酬額

次に掲げる平均利益金額の区分に応じ、次に掲げる算式により計算した金額。

平均利益金額の区分	標準企業者報酬額
１億円以下	平均利益金額　×0.3+1,000万円
１億円超３億円以下	平均利益金額　×0.2+2,000万円
３億円超５億円以下	平均利益金額　×0.1+5,000万円
５億円超	平均利益金額　×0.05+7,500万円

総資産価額は、財産評価基本通達に従って評価された、課税時期（法人の場合は課税直前期末日）における企業の総資産の価額。

（注）平均利益金額が5,000万円以下の場合は、標準企業者報酬額が平均利益金額の２分の１以上の金額となるので、基本通達165（（営業権の評価））に掲げる算式によると、営業権の価額は算出されない。
（注）医師、弁護士等のようにその者の技術、手腕又は才能等を主とする事業に係る営業権で、その事業者の死亡と共に消滅するものは、評価しない。

上記の超過利益金額の計算は

超過利益金額　＝平均利益金額×0.5　－　標準企業者報酬額　－　総資産額×0.05
　　　　　　　　＝実際収益額　－　期待収益額

という意味合いである。

実際収益の計算に関して、0.5を乗じているのは、同通達の使用目的が相続税の計算基礎となる事から、保守的（納税者有利）に計算されているものであり、実際の評価にあたっては、この0.5を必ずしも機械的に乗じる必要は無く、このあたりは調整可能と考えられている。
同様に、注釈で「医師、弁護士等のようにその者の技術、手腕又は才能等を主とする事業に係る営業権で、その事業者の死亡と共に消滅するものは、評価しない」となっているのも同様の理由からである。歯科医院の評価において営業権を評価するのは、承継可能な営業権が現に存すると考えるからであり、これにより営業権を評価する事は可能と考える。ただし、営業権の持続可能年数を原則10年とするのはいかにも長期におよびすぎると思われ、この

期間の調整も必要になると考えられる。

②年買法──簡便的な方法だが、解りやすく目安にもなる

　歯科医院を承継する最も大きなメリットは、歯科医院の経営に必要な経営資源を時間をかけずに手に入れるという事である。その収益力は上手く引き継げば、初日から大きな収益を得る事が出来るわけで、いちからスタートさせる場合とは自ずと違ってくる。その差異部分を営業権として評価する。

　一般的には（税引後の）平均利益金額に持続年数をかけたものを営業権として評価する。

　平均利益金額×持続年数（業界・業種による推定年数）

　平均利益金額については、超過収益法と同様に考える。

③歯科医院の営業権評価が可能になる場合とは

　歯科医業の場合、医療技術（ソフトウェア）を中心として、医療設備（ハードウェア）や人材（ヒューマンウェア）という経営要素が一体となって収益を生み出している。

　この収益が営業権としての評価対象となるかどうかは、歯科医院の顧客が歯科医師のみに依拠していないとされる場合であるといえる。

　従来の歯科医院は歯科医師が替われば患者は来院しないとされていた。この場合は歯科医院の営業権は評価算定し難いといえる。

　しかしながら近年歯科医院は予防中心、定期来院型、コミュニケーション重視型に移行し、上述した経営の３要素が一体となって顧客が来院する方向へ変化してきている。このことは言い換えれば、院長が交替しても患者が来院し続けることを可能にする方向へ変化してきたことを指している。

　つまり、承継しても収益が確保できる状況が、営業権として評価を可能にしたといえる。

　また、歯科医業の場合も、企業と同様に事業計画に基づく将来の収益予測についてもある程度の精度で予測する事が可能であり、営業権評価を可能にしているといえる。

④評価当事者（買い手）にとって営業権の価値とは

　企業のM＆Aの場合、買い手は様々なニーズ・目的のもとで企業買収を図る。自社と同業の事業、周辺の事業を買収しようとする事もあれば、全く新たな事業に進出する際にM＆Aの買い手になる事がある。つまり、企業は買い手の目的に従って、企業価値は大きく変わる事になり、企業評価は困難を極めるといえる。

　一方、歯科医院の場合、ほぼ例外なく買い手はその場所で歯科医院を継続することであり、

買い手のニーズはほぼ絞り込む事が出来るといえる。

　具体的には、買い手歯科医師が適切に事業を承継できた場合、歯科医院を一から立ち上げたときと比較して、収益力におけるロケットスタートを切れる部分のアドバンテージと標準的な医院を上回る超過収益力部分が、まさに歯科医院の営業権といえる。

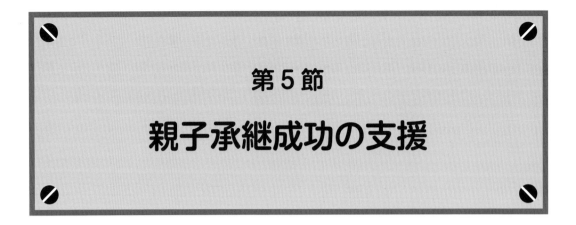

第5節
親子承継成功の支援

1．経営会議（承継会議）を行う

　親子承継の場合、圧倒的に足りていないのが、対話であり、共有、確認の作業といえる。また、スタッフと行うミーティングはあっても、経営に関する会議を行う歯科医院は少ないと思われる。

　つまり親子で経営について話し合う機会が作れないのが歯科医院の現状である。

　また親子だけで経営会議を開催することは簡単ではない。進行役も踏まえ、会議内容も整えることが出来る適切な第三者が存在することが必要である。

　したがって、関与税理士やコンサルタントがその役割を担うことが重要であると感じている。

　承継において抑えておきたいテーマを盛り込んだ会議のスケジュール事例（**表9**）を参考

表9　会議のスケジュール事例

項目		内容	平成29年		平成30年		平成31年	
			前半	後半	前半	後半	前半	後半
イベント	イベント	承認時期の決定			●後継者入局(4/1)			
		入局・院長就任・理事長交代見通し					●後継者副院長	
		診療所移転・改装					●診療所移転(4/1)	
共有と理解	経営状況の理解と共有	保険点数・自費収入・人件費・家賃・その他収支		⟶				
		診療実態（カルテ枚数・延べ患者数・新患数など診療データ）		⟶				
		財産状況　借入金の状況など		⟶				
		現在の診療方針、診療内容の理解		⟶				
	患者対応	新患の対応						
		既存患者への対応						
経営計画の策定	方針について	今後の展望について				⟶		
		診療内容				⟶		
		目指す診療所経営				⟶		
		診療時間・人材確保など				⟶		
	設備投資計画	設備・チェア・医療機器など					⟶	
		資金調達と返済計画					⟶	

項　目		内　容	平成 29 年		平成 30 年		平成 31 年	
			前半	後半	前半	後半	前半	後半
経営計画の策定	人員計画	衛生士・アシスタント・その他				➡		
						➡		
	シミュレーション	今後の経営についてシミュレーション				➡		
		収入計画				➡		
		経費計画　利益計画　キャッシュフロー計画				➡		
		給料と役員報酬等の方針　地代。家賃方針など				➡		
		退職金の金額、シミュレーションなど				➡		

項　目		内　容	平成 29 年		平成 30 年		平成 31 年	
			前半	後半	前半	後半	前半	後半
人財計画	待遇・育成	就業規則整備　有給休暇など					➡	
		給与規定見直し　残業手当など					➡	
		親と子の診療内容の相違に合わせた指示ルールなど		➡				
		人材確保と人材育成					➡	
承継計画	出資持ち分・相続対策	出資持ち分						＝
		相続方針の検討						＝
		相続税対策の検討						＝
	経理の承継	経理の効率化・改善等の検討						
		経理担当など						

にしていただきたいと考えている。

2. 診療実績・財務状況の共有をする

　経営会議の中では財務状況、経営実態の共有と理解が重要である。損益や収支の状況のみならず、財務の実態、つまり借入金の状況、預金の残高、自己資本比率などは経営に直結することである。

　さらに損益や収支の把握は診療実績と結びつけて理解することも重要である。現在の状況だけではなく、過去からの推移や近年の変化もわかることが重要である。

　表 10-1 ～表 10-3 はデータ作成の一例である。

表 10-1　診療実績・財務状況データ①

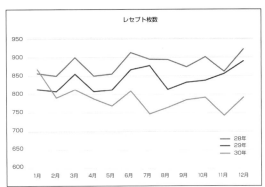

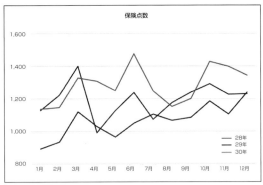

来患数（レセプト枚数）

	1月	2月	3月	4月	5月	6月	7月	8月	9月	10月	11月	12月	平均
28年	814	808	855	808	812	867	878	814	833	838	856	890	839
29年	857	850	900	850	855	913	895	894	874	901	862	922	881
30年	868	791	813	788	769	809	747	765	785	792	743	792	789

保険点数

	1月	2月	3月	4月	5月	6月	7月	8月	9月	10月	11月	12月	平均
28年	892,711	9,345,64	1,120,187	1,029,321	9,641,68	1,049,979	1,105,061	1,066,560	1,084,281	1,185,694	1,104,572	1,239,701	1,064,733
29年	1,127,905	1,221,083	1,400,829	9,914,48	1,126,539	1,237,658	1,073,905	1,174,622	1,240,522	1,291,275	1,227,515	1,229,762	1,195,255
30年	1,136,624	1,146,837	1,328,752	1,307,922	1,250,896	1,476,188	1,248,837	1,150,965	1,200,881	1,428,268	1,398,135	1,344,326	1,284,886

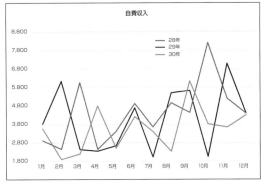

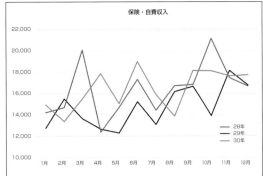

自費金額

	1月	2月	3月	4月	5月	6月	7月	8月	9月	10月	11月	12月	平均
28年	3,813,128	6136754	2431631	2350114	2643510	4692859	2029700	5493370	5624350	2037970	7084217	4378160	4,059,647
29年	2,914,160	2452920	6054760	2446220	3410410	4923730	3651954	4954416	4425486	8206290	5181366	4379490	4,416,017
30年	3569710	1900500	2199770	4786070	2505866	4207500	3397320	2341572	6132600	3815640	3634711	4289520	3,565,065

保険・自費収入

	1月	2月	3月	4月	5月	6月	7月	8月	9月	10月	11月	12月	平均
28年	12,740,238	15,482,394	13,633,501	12,643,324	12,285,190	15,192,649	13,080,310	16,158,970	16,647,160	13,894,910	18,129,937	16,775,170	14,706,979
29年	14,193,210	14,663,750	20,063,050	12,360,700	14,675,890	17,300,310	14,391,004	16,691,636	16,830,706	21,119,040	17,456,516	16,677,110	16,368,569
30年	14,935,950	13,368,870	15,487,290	17,865,290	15,014,826	18,969,380	15,885,690	13,851,222	18,141,410	18,098,320	17,616,061	17,732,780	16,413,924

表 10-2　診療実績・財務状況データ②

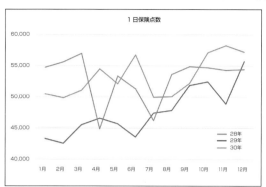

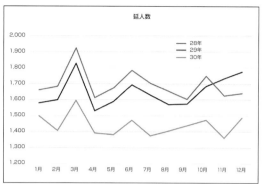

1 日保険点数

	1月	2月	3月	4月	5月	6月	7月	8月	9月	10月	11月	12月	平均
28 年	43,335	42,557	45,536	46,576	45,695	43,568	47,428	47,828	51,879	52,464	48,875	55,717	47,623
29 年	54,753	55,630	56,994	44,862	53,390	51,335	46,189	53,636	54,890	54,715	54,315	54,414	52,925
30 年	50,517	49,862	51,106	54,497	52,121	56,776	49,953	50,042	52,212	57,131	58,256	57,205	53,307

延人数

	1月	2月	3月	4月	5月	6月	7月	8月	9月	10月	11月	12月	平均
28 年	1,578	1,599	1,827	1,530	1,589	1,694	1,629	1,570	1,574	1,685	1,733	1,775	1,649
29 年	1,661	1,683	1,923	1,611	1,673	1,783	1,704	1,654	1,603	1,749	1,625	1,640	1,692
30 年	1,498	1,407	1,595	1,391	1,381	1,471	1,375	1,404	1,438	1,473	1,361	1,486	1,440

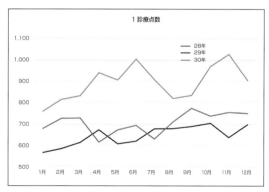

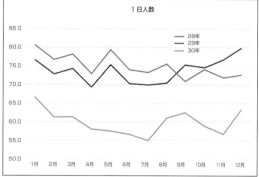

1 診療点数

	1月	2月	3月	4月	5月	6月	7月	8月	9月	10月	11月	12月	平均
28 年	566	585	613	673	607	620	678	679	689	704	637	698	646
29 年	679	726	728	615	673	694	630	710	774	738	755	750	706
30 年	759	815	833	940	906	1004	908	820	835	970	1027	905	893

1 日人数

	1月	2月	3月	4月	5月	6月	7月	8月	9月	10月	11月	12月	平均
28 年	76.6	72.8	74.3	69.3	75.3	70.3	69.9	70.4	75.3	74.6	76.7	79.8	73.8
29 年	80.6	76.7	78.2	72.9	79.3	74.0	73.3	75.5	70.9	74.1	71.9	72.6	75.0
30 年	66.6	61.2	61.3	58.0	57.5	56.6	55.0	61.0	62.5	58.9	56.7	63.2	59.9

表 10-3　診療実績・財務状況データ③

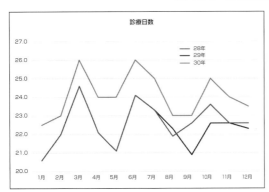
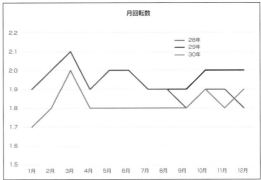

1か月診療日数

	1月	2月	3月	4月	5月	6月	7月	8月	9月	10月	11月	12月	平均
28年	20.6	22.0	24.6	22.1	21.1	24.1	23.3	22.3	20.9	22.6	22.6	22.3	22.4
29年	20.6	22.0	24.6	22.1	21.1	24.1	23.3	21.9	22.6	23.6	22.6	22.6	22.6
30年	22.5	23.0	26.0	24.0	24.0	26.0	25.0	23.0	23.0	25.0	24.0	23.5	24.1

1か月来院回数

	1月	2月	3月	4月	5月	6月	7月	8月	9月	10月	11月	12月	平均
28年	1.9	2.0	2.1	1.9	2.0	2.0	1.9	1.9	1.9	2.0	2.0	2.0	2.0
29年	1.9	2.0	2.1	1.9	2.0	2.0	1.9	1.9	1.8	1.9	1.9	1.8	1.9
30年	1.7	1.8	2.0	1.8	1.8	1.8	1.8	1.8	1.8	1.9	1.8	1.9	1.8

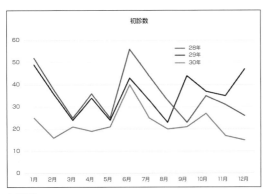
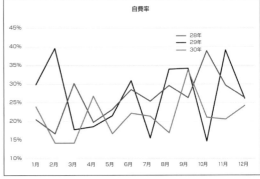

初診数

	1月	2月	3月	4月	5月	6月	7月	8月	9月	10月	11月	12月	平均
28年	49	36	24	34	24	43	33	23	44	37	35	47	36
29年	52	38	25	36	25	56	44	33	23	35	31	26	34
30年	25	16	21	19	21	40	25	20	21	27	17	15	22

自費率

	1月	2月	3月	4月	5月	6月	7月	8月	9月	10月	11月	12月	平均
28年	29.9%	39.6%	17.8%	18.6%	21.5%	30.9%	15.5%	34.0%	34.2%	14.7%	39.1%	26.1%	26.8%
29年	20.5%	16.7%	30.2%	19.8%	23.2%	28.5%	25.4%	29.6%	26.3%	38.9%	29.7%	26.3%	26.3%
30年	23.9%	14.2%	14.2%	26.8%	16.7%	22.2%	21.4%	16.9%	33.8%	21.1%	20.6%	24.2%	21.3%

3. 診療方針を話し合う

　親子体制で診療する場合、診療方針をめぐって親子が対立することがよくある。親子では技術も異なり、また今までとは外部環境が大きく変化し、経営方針も変化の必要なことも多いと思われる。

　その変化のあり方をしっかりと話し合う場がなければ、親と子の溝ができて溝が広がってしまうことになる。継続した経営会議という場があればテーマをもって継続して話し合うことができる。

4. 設備投資計画、資金計画を具体化する

　新院長就任は医院にとって新規開業と同様、地域へのアピールの機会となる。今後の診療方針を踏まえた診療所のリニューアル、新規機器導入などをはじめとした設備投資計画、それに必要な資金計画を新院長の考えを中心に具体化することが新院長があらたな責任を自覚する機会にもなる。次のような損益計画、キャッシュフロー計画をたてることが重要である。

①キャッシュフローグラフ（当座資金残高）

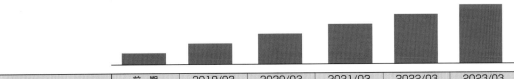

	前　期	2019/03	2020/03	2021/03	2022/03	2023/03
【営業キャッシュフロー】		17,784	20,304	35,636	34,080	37,521
（経常収支比率）		115.12	113.43	122.13	120.07	121.90
【投資キャッシュフロー】		-1,445	-118,445	-1,445	-11,445	-13,445
【フリーキャッシュフロー】		16,339	-98,141	34,191	22,635	24,076
【財務キャッシュフロー】		-3,504	110,996	-9,504	-9,504	-9,504
＊内、借入金返済支出		-3,504	-9,004	-9,504	-9,504	-9,504
【当座資金増減額】		12,835	12,855	24,687	13,131	14,572
【当座資金残高】	21,225	34,060	46,915	71,602	84,733	99,305
固定性預金						
【現預金残高】	21,225	34,060	46,915	71,602	84,733	99,305

②売上＆経常利益グラフ

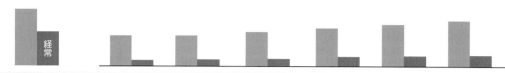

	前　期	2019/03	2020/03	2021/03	2022/03	2023/03
医業収入	135,382	135,381	176,464	199,464	204,464	209,464
〈前期増減率〉			30.35	13.03	2.51	2.45
〈損益分岐点売上高〉	114,525	116,094	154,778	162,091	165,686	169,833
〈経営安定率〉	15.41	14.25	12.29	18.74	18.97	18.92
〈借入返済可能売上高〉	114,525	123,967	175,019	183,461	187,057	191,204
【原価利益】	120,293	120,516	156,998	177,422	181,862	186,302
〈限界利益率〉	88.85	89.02	88.97	88.95	88.95	88.94
[固定費合計]	101,761	103,347	137,704	144,179	147,371	151,053
【経常利益】	18,532	17,169	19,294	33,243	34,491	35,249
〈売上高経常利益率〉	13.69	12.68	10.93	16.67	16.87	16.83
〈総資本経常利益率〉	13.48	12.03	9.18	11.80	11.57	11.26
〈労働分配率〉	61.35	62.71	60.73	58.31	58.25	58.25
1人当たり売上高	6,447	6,447	8,403	9,498	9,736	9,974
1人当たり限界利益	5,728	5,739	7,476	8,449	8,660	8,872
1人当たり経常利益	882	818	919	1,583	1,642	1,679
総従業員数（人）	21.00	21.00	21.00	21.00	21.00	21.00
1人当たり人件費	3,514	3,599	4,540	4,926	5,044	5,167

③貸借対照表グラフ

	前　期	2019/03	2020/03	2021/03	2022/03	2023/03
当座比率	170.27	218.98	308.09	369.13	453.53	512.37
固定長期適合率	83.94	75.67	80.00	71.97	67.97	64.63
自己資本比率	35.48	41.82	27.97	34.54	41.24	47.14

索　引

参考文献

第1章

1. 永山正人『必携・歯科医院経営のすべて』一世出版、2011
2. 厚生省健康政策局総務課『図説日本の医療』ぎょうせい、1993
3. 日本歯科医師会調査課『歯科医業実態調査の集計と分析』日本歯科医師会、2009
4. 日本歯科医師会調査第一部会（日本経営研究所）『歯科医業経営の将来予測』日本歯科医師会、2006
5. 井原久光ほか『ケースで学ぶアカウンティング』ミネルヴァ書房、2005
6. 中医協『過去10年間（平成11年〜平成21年）の医療経済実態調査に見る歯科診療所（個人）の損益状況』医療経済実態調査、厚生労働省
7. 日本医業経営コンサルタント協会企画調査委員会『医業経営コンサルティングマニュアル』日本医業経営コンサルタント協会、2007
8. 窪田千貫『経営管理公式集』同文館、1992
9. 永山正人『歯科医院経営の成功条件に関する実証研究』JAHMC10、2009
10. 武田哲夫『顧客に強く好かれる秘訣』日本経営合理化協会、1999
11. Donabedian,A；Evaluating the quality of madicalcare,Milbank Memorial fund quality 44(2),1966 p.166-203

第2章 〜 第4章

1. 木村泰久『成功する歯科経営最強のマーケティング』日本医療企画、2006
2. 永山正人『歯科医院経営のすべて　歯科医療管理学の応用』一世出版、2008
3. 和田充夫、恩蔵直人、三浦俊彦『マーケティング戦略』有斐閣アルマ　2006
4. グロービス・マネジメント・インスティテュート『MBAマネジメントブック』ダイヤモンド社、1995
5. グロービス・マネジメント・インスティテュート『MBAマーケティング』ダイヤモンド社、1997
6. 高橋淑郎『医療経営のバランスト・スコアカード』生産性出版、2004
7. グロービス・マネジメント・インスティテュート『MBA人材マネジメント』ダイヤモンド社、2002
8. 鹿田淳子『小さな会社の給与計算と社会保険の事務がわかる本』成美堂出版、2008
9. 下山智恵子・平野敦士『労働基準法がよくわかる本』成美堂出版、2005
10. 久保敦志『人事考課と多面評価の実務』中央経済社、2006
11. 滝澤算織『中小企業の職務給の実務』経営書院、1998
12. 高井伸夫『リストラの攻防』民事法研究会、1994
13. 高井伸夫『現代型問題職員対策の手引き』民事法研究会、2002

第5章

1. 厚生労働省『医師・歯科医師・薬剤師概況』、2008
2. 『歯科医療経済2011年10月号』医療経済出版、2011
3. 西村周三他『医療経営白書2010年版』日本医療企画、2010
4. 日本歯科医療管理学会論文『歯科医院経営における経営管理姿勢と経営状況、満足度との関連に関する調査結果』日本歯科医療管理学会、2008
5. 青木恵一『医療法人の設立・運営・承継と税務対策』税務研究会、2009
6. 角田祥子『歯科医院を簡単にタタンではいけない』クインテッセンス出版、2010

あとがき

　本書の出版にあたり、社団法人日本医業経営コンサルタント協会の理事会・役員の皆様の暖かいご支援と、調査研究・提言委員会並びに歯科経営専門分科会の皆様の熱心な活動に対し敬意と感謝を申し上げます。また、一世出版社の原田社長、並びに窓口になっていただいた手山氏に心から感謝申し上げます。さらに、本協会の浅村事務局長、宮本事業部長始め事務局担当者にも感謝申し上げます。本書の第2章から第4章を担当した調査研究・提言委員会委員長の木村氏は、主に無床診療所の歯科を担当し、200余のクライアントを持ち、経営セミナー等も積極的に行っているきわめて優秀な医業経営コンサルタントです。第5章を担当した同じく歯科経営専門分科会委員長の角田氏は、事業承継に関する実務並びに多くの書籍を出版している事業承継の第一人者で、歯科の多くのクライアントにも支持されています。第1章と全体の監修をさせていただいた永山は、現役の歯科クリニックの名誉院長であり、本協会の会長並びに歯科経営専門分科会オブザーバーを兼務しております。北海道歯科医師会の9年間の常務理事時代に経験した医療保険や医療管理に関する会員からの多くの情報を持ち、広い視野で歯科医院経営を見ることが出来る特徴を生かし、本書の監修をさせていただきました。

　本書がコンサルタントの諸氏はもちろんのこと、歯科医院の院長始め関係者にも参考になり、この厳しい経営環境の中で少しでも明るさを取り戻すことに、微力ながらお役に立てれば著者一同望外の喜びです。

2019 年 11 月吉日

著者代表　永山正人

社団法人日本医業経営コンサルタント協会は、2012 年 4 月 1 日から公益社団法人日本医業経営コンサルタント協会に移行しました。また、歯科小委員会は名称変更し、歯科経営専門分科会となりました。また、会長、事務局長も 2019 年 4 月 1 日以降交代しておりますが、初版発行当時のままの表記の部分があります。何卒ご了承のほどお願い申し上げます。

著者略歴

永 山 正 人　認定登録 医業経営コンサルタント／歯学博士、商学博士

（医）永山ファミリー歯科クリニック名誉院長。（公社）日本医業経営コンサルタント協会会長、日本歯科大学生命歯学部客員教授、北海道医療大学歯学部客員教授、日本歯科医療管理学会元会長、（一社）日本病院会参与、（一財）医療関連サービス振興会理事、日本成人矯正歯科学会常任理事、日本歯科東洋医学会理事、日本アンチエイジング歯科学会常任理事、日本健康医療学会理事、日本歯科医学会新歯科医療提供検討委員会委員長等。

著書：『歯科医療管理』医歯薬出版（共著）、『歯科診療所のマネジメント論』一世出版、他

URL：http://nagayama-shika.net/

木 村 泰 久　認定登録 医業経営コンサルタント

株式会社 M&D 医業経営研究所代表取締役。（公社）日本医業経営コンサルタント協会理事・調査研究提言委員長・神奈川県支部理事等。

著書：『成功する歯科医院の戦略的リニューアルマニュアル』『成功する歯科経営最強のマーケティング』『患者を呼び込む医院看板のつくり方』日本医療企画、『院長先生のための労務トラブル防止法』TKC 出版、『歯科医療白書 2013』日本歯科医師会（共著）、他

URL：http://www.md-management.jp/

角 田 祥 子　認定登録 医業経営コンサルタント／税理士

税理士法人ネクサス代表社員。（公社）日本医業経営コンサルタント協会歯科経営専門分科会委員長。歯科医院経営研究会理事長等。

著書：『歯科医院税務会計入門』『歯科医院を簡単にタタンではいけない』クインテッセンス出版、『歯科医院税務辞典』日本医療文化センター、他

URL：http://next-success.jp/

公益社団法人　日本医業経営コンサルタント協会
URL：https://www.jahmc.or.jp/

歯科医院コンサルティングマニュアル 中級編

令和2年2月27日　第1版　第1刷発行

公益社団法人 日本医業経営コンサルタント協会 ［編］

【監修者】
永山　正人

【著　者】
永山　正人・木村　泰久・角田　祥子

【発行者】
原田　育叔

【発　行】
一世出版株式会社
〒161-8558　東京都新宿区下落合2-6-22　Tel. 03-3952-5141

【印刷・製本】
一世印刷株式会社

乱丁・落丁の際はお取り替えいたします。［検印廃止］

©Masato Nagayama,Yasuhisa Kimura,Yoshiko Sumita 2020. Printed in Japan

ISBN978-4-87078-191-7　C3047　¥3000E